100歳まで食・酒を楽しむ
「強肝臓」の作り方

肝臓大復活

日本肝臓学会認定・肝臓専門医
栗原クリニック東京・日本橋院長
栗原 毅

東洋経済新報社

実はこれ
すべて肝臓に悪い
習慣です!!

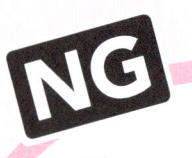

NG

飲み会のあとは、
ウコンなどの
サプリメントを
飲んでいる

NG

アルコールは
体に悪いので、
晩酌をジュース
に替えた

NG

ビタミン豊富な
フルーツを
デザートに
食べている

NG

太らないように、
ノンオイル
ドレッシングを
使っている

はじめに

肝臓が健康なら100歳までエネルギッシュに生きられる

最初に大切なことをお話ししましょう。

肝臓は復活します。脂肪肝やアルコールの飲みすぎで肝機能の衰えを指摘されていたとしても、ポイントを押さえた生活改善を行なえば、スピーディーに機能を回復させることができます。

私のクリニックにいらっしゃる患者さんにも、適切なケアをすることで、次のように復活した例があります。

- **果物とフルーツジュースを控えて、1週間でALT81↓34に回復した30代女性**
- **飲み会のおつまみを替え、1か月でAST53↓38　ALT89↓63　γ-GTP108↓65になった40代男性**

●脂肪肝から肝硬変に進展するも、生活改善で線維化が解消して、ほぼ正常の肝臓に戻った70代女性

肝臓を復活させると、みなさんの健康コンディションは〝劇的〟というくらいに回復します。肝臓は人の体の健康のすべてを底辺から支えている「縁の下の力持ち」のような臓器。肝臓という臓器が復活を遂げると、日々をエネルギッシュに生きる元気や活力が底辺から湧き出るように戻ってくるのです。

そのため、普段から肝臓を健康にキープしている人には、元気に長生きをする方が少なくありません。

実際、私の患者さんには94歳の方がいらっしゃいます。その方は肝機能の数値も驚くほど正常で、20代の人とほとんど変わらないようなピンピンとした肝臓をキープされています。そのせいか、よく食べ、よく動き、90代半ばのいまでもゴルフコースを難なくラウンドするくらいエネルギッシュで活動的な日々を送られています。まさに、100年近い年月、肝臓を大事にしてきたおかげで、いま、健康長寿の人生を謳歌できていると言っていいでしょう。

私は、**肝臓が健全に働いていることは、長生きに必要な絶対条件**だと考えています。肝臓を健全に保っていれば、100歳まで元気に生きることも十分可能。決して大げさではなく、わたしたちが人生を長く健康に生きていけるかどうかは、肝臓をいかに調子よくキープできるかにかかっているのです。

では、そこでみなさんにお聞きします。みなさんはご自身の肝臓の機能を健全に保つことができているでしょうか。

ひょっとして、脂肪肝などの問題を指摘されてはいないでしょうか？　健診結果表の肝機能の項目に「要医療」がついているのに、何も対策せずに、ほったらかしにしてしまってはいないでしょうか？

それではいけません。これからの人生をよりよいものにしたいなら、いますぐ肝臓をケアする生活へと舵を切ってください。後ほど紹介しますが、肝臓は、日々の生活習慣をほんの少し変えるだけで、何歳からでも復活させることができます。

ぜひみなさんも、肝臓を復活させて体の健康を取り戻してください。肝臓の「日々をエネルギッシュに生きる力」をよみがえらせて、この先の自分の人生をより長く輝かせていくようにしましょう。

いま、「脂肪肝」が世界中の注目の的になっている

私は、肝臓の専門医として、46年もの年月を送ってきました。大学病院で30年、東京の日本橋にクリニックを開設して16年。私がこれまでに診てきた患者さんは3万人以上に上ります。

長年、肝臓の医療に携わってきて実感しているのですが、いまは、かつてないほどに肝臓の健康に注目が集まっています。

脚光を浴びているいちばんの理由は、近年の研究で「脂肪肝」が及ぼすリスクの大きさが明らかになってきたからです。

これまで脂肪肝は、どちらかというと「たいしたことない病気」「誰でもかかる病気」のような扱いをされてきました。日本の医療界全体を見渡しても、重要度の低い疾患として〝下〟に見られてきたと言っていいでしょう。

ところが、違ったのです。いま、世界の医療界では、「**脂肪肝こそ、あらゆる病気の出発点である**」という見方が主流になりつつあります。後で改めて述べますが、脂肪肝を放っていると糖尿病が確実に進行して、動脈硬化、心筋梗塞、脳血管障害、がんなどの重大疾患を招く大きなきっかけになるのです。しかも、脂肪肝は必ずしもアルコールや肥満だ

けが原因ではなく、**アルコールを飲まない人ややせた人にも非常に多い**ということも浮き彫りになってきました。

すなわち、決して「たいしたことのない病気」ではなく、かなり「たいへんな病気」だということが明らかになってきたわけです。こうした変化により、欧米の医療界では、すでに脂肪肝の病名変更が発表され、脂肪肝という疾患の重大性を捉え直して、多くの人に広く注意喚起をしようという流れになっています。そして、こういった世界的な流れを受けて、日本の医療界でも遅まきながら、脂肪肝という病気が注目を浴びるようになってきたわけです。

もっとも、私にしてみれば、どこか「いまさら感」がぬぐえません。

なぜなら、私は肝臓専門医として30年以上も前から、脂肪肝という病気に対して警鐘を鳴らし続けてきたからです。「脂肪肝が糖尿病を招く」という点も、「脂肪肝をもたらす主な原因が果糖の摂りすぎにある」という点も、私がこれまで論文や著作などで長年発信し続けてきたことであり、いま頃になってようやくその主張に光が当たるようになってきたという感じがします。

さらに、最近は一般の方々にとっても「脂肪肝解消」が注目の急上昇キーワードとなりつつあります。その理由は、**脂肪肝を解消することが「健康にやせる」ことにつながる**から。健康にダイエットを成功させるには、肝臓にたまった脂肪を追い出すことが不可欠であるという事実に、多くの人が気づきはじめたのです。私も「ダイエットを主眼にした脂肪肝解消の本」を何冊か書いていますが、おそらくこれからは「脂肪肝を治して肝臓を復活させること」がダイエットを成功させるための〝新しい常識〟となっていくのではないでしょうか。

ともあれ、これまで「どうでもいい病気」のような扱いを受けてきた脂肪肝に対し、このように各方面からスポットライトが当てられるのは非常にすばらしいことだと思います。今回、本書では、脂肪肝を解消して肝臓を復活させていくためのさまざまなノウハウを紹介していきます。きっと、そのノウハウは、「健康に長生きしたい人」はもちろん、「糖尿病などの病気になりたくない人」や「ダイエットを成功させたい人」にとっても、非常に有意義な結果をもたらすものになるでしょう。

「沈黙の臓器」を100年維持していくためにはケアが必要

よく知られるように、肝臓は「沈黙の臓器」です。脂肪肝で、肝臓の大半が脂肪だらけの状態になっていてもまったく症状が出ません。

このため、世の中には、気づかないまま脂肪肝を進ませてしまい、肝機能を大きく弱らせてしまう人が後を絶ちません。ただ、このように「何の自覚もないまま、みすみす肝臓を弱らせてしまう人」には、食生活をはじめとした日々の行動パターンに似通った傾向があります。

たとえば、毎日のようにフルーツを食べていたり、毎日のように果汁100％ジュースを飲んでいたり、水分補給代わりにスポーツドリンクを飲んでいたり、甘い炭酸飲料をがぶ飲みするのをやめられなかったり、しょっちゅう菓子パンやおにぎりだけで食事を済ませていたり、食事でごはんをおかわりした後にお菓子も食べていたり、夕食時に甘いお酒を飲むのを習慣にしていたり……。

この後くわしく述べますが、ここに挙げたのはいずれも脂肪肝をてきめんに進ませてしまう「ダメな生活習慣」のパターンです。これらは、私のクリニックにいらっしゃった患者さん方に多かったNG例なのですが、どの方も自分の続けてきた習慣に問題があったということにまったく気づいておらず、私が「**じつはその習慣こそが肝臓を弱らせる原因だったんですよ**」と話すと、どの方も決まって驚きの声を上げ、信じられないという困惑の表情を浮かべられていました。

つまり、ほとんどの方々は「どういう生活習慣が肝臓によくて、どういう生活習慣が肝臓に悪いのか」ということがよく分かっていないのです。そして、私は思うのですが、長い人生で「沈黙の臓器」たる肝臓を弱らせないようにしていくには、こうした「何がよくて何が悪いのか」という部分をしっかり頭に入れて肝臓をケアしていく姿勢が欠かせないのではないでしょうか。

だからみなさん、これから本書で述べる内容をしっかり頭に入れて、日々肝臓をケアしていくようにしてください。

先にも述べたように、肝臓はポイントを押さえた生活改善を行なってケアをしていけば、スピーディーに機能を回復させることができます。

とりわけ、肝臓のケアには、30代なら30代のポイントがあり、50代なら50代、70代なら70代のポイントがあります。後でくわしく紹介しますが、こういった各年代ごとのポイントを押さえてケアをしていただければ、より肝臓の力を引き出して、肝臓の機能を長持ちさせていくことができるはずです。

いまからでも決して遅くはありません。ぜひみなさんも、生活改善やケアを心がけて100歳まで元気に働く肝臓をつくり上げていってください。さあ、知らないうちに弱ってしまった肝臓をしっかり大復活させて、これから先の人生を力強くエネルギッシュに生きていきましょう。

目次

肝臓大復活

100歳まで食・酒を楽しむ「強肝臓」の作り方

第1章

肝臓を健康にすれば、全身が健康になる

第2章

超簡単！肝臓をよくする7つのポイント

第3章

年代別・100歳まで健康な肝臓でいるためにやっておくべきこと

第4章

肝臓を復活させる15の新しい常識

序章

健康のために、肝臓に悪いことをしてはいませんか？

「間違った健康習慣」によって肝臓を悪くしてしまう人が多い

長年、医師として多くの患者さんに接していると「健康によかれと思ってやっていたことが逆の結果を招いている人」にかなりの確率でお会いします。体にいいと信じてずっと続けてきたことが、何の効果もないどころか、逆に体に悪い影響をもたらしていたわけですから、ほとんどの方々は、まるで昔から信頼していた友人に裏切られたかのような複雑な表情を浮かべられます。

とくに、肝臓の分野ではそういう方が多いのです。

肝臓は「沈黙の臓器」であり、好不調のサインがまったくといっていいほど表に現われないため、自分が日々行なっている習慣が**プラスになっているのかマイナスになっているのかが分かりにくい**面があります。だから、見当違いのことを行なって、逆に肝機能を悪化させてしまう人が多いのでしょう。

しかし、だからといって、もし気づかないままその〝間違った習慣〟を長く続けていたら、いつの間にか肝機能を大きく落としてしまい、肝硬変や糖尿病などの多くの病気を呼び込むことにつながりかねません。実際、肝臓の健康コンディションの悪化には、こういった日々の〝**無意識の間違った習慣**〟がけっこう大きく影響しているケースが少なくないのです。

ですから、まずは、私がこれまで診てきた患者さんに多かった〝間違った健康習慣〟のNG例をケーススタディとしてご紹介することにしましょう。

みなさんは、ここに取り上げるケースと同じような行動を習慣にしてしまってはいないでしょうか。その日々の習慣によって、知らず知らずのうちに、肝臓の機能を悪化させてしまってはいないでしょうか。

間違った健康習慣❶

「アメちゃん」をいつもカバンに入れていて、疲れたら舐めるようにしている

〝大阪のおばちゃん〟ならずとも、カバンの中にいつもアメを入れている人は多いのではないでしょうか。アメなら人にあげてもいいし、自分でも疲れたときや口寂しいときにポンと口に放り込めば、それだけで少し元気になる気がするというわけです。

実際、アメに含まれているブドウ糖はたいへん吸収が早く、腸から血流に入るといちは

やく脳に届きます。そのため、アメを舐めると、一時的に頭がすっきりし、元気になったような感覚が得られるのです。

しかし、私は**この習慣は即刻やめるべき**だと思います。

ブドウ糖がスピーディーに脳に届くということは、血液中の糖分が一気に多くなるということ。すなわち、血糖値が一気に上昇するということを示しています。また、血糖値が急上昇すると、インスリンもたくさん出ることになります。

後で改めて述べますが、インスリンには体内の余分な糖質を中性脂肪に変換する働きがあるのです。つまり、アメをしょっちゅう舐めていると、そのたびに「血糖値の急上昇→インスリンの大量分泌→中性脂肪の生成促進」という流れが繰り返され、肝臓などへの脂肪蓄積が進んでしまうわけです。

それに、血糖値が急上昇すると一時的に脳や体が元気になるものの、その後、インスリンの作用により血糖値が急降下することになり、すると、一転して眠気やだるさに襲われやすくなります。また、このように食後に血糖値が急上昇しては急降下する状態は「血糖値スパイク」と呼ばれています。「スパイク」には「棘」「鋭い突起」という意味があり、血糖値のグラフの線が棘のように鋭く上がったり下がったりすることから、こういう呼ばれ方をするようになりました。

そして、じつを言うと、この血糖値スパイクを頻繁に起こすような食習慣こそ、**もっとも脂肪肝を進ませやすく、もっとも健康に悪い食べ方**なのです。

要するに、普段から血糖値を急上昇・急降下させてしまうような食べ方をしていてはいけないということ。また、血糖値をもっとも急上昇させやすいのは「糖質」ですから、普段から糖質とどういうつき合い方をしていくかが、肝臓を守り、健康を守っていくための最大のポイントになってくるというわけです。

ですから、アメをいつもカバンに入れておいて、事あるごとに舐めるような習慣はおすすめできません。糖尿病で「血糖値を下げる薬」を飲んでいて、低血糖症状を予防するためにアメを常備しているのなら仕方ありませんが、それ以外の人は、事あるごとにアメを舐めるような行動は慎むべきでしょう。

なお、アメと同様に、**果汁の入ったグミ、ガム、キャラメルなどの甘いお菓子をしょっちゅう口に入れるのもNG**です。たぶん、気軽にポンポンと口に放り込んでいるみなさんも少なくないと思いますが、長い目で見れば、そうした日々の気軽さが、じわじわと肝臓の健康を蝕むことにつながっていると考えるべきでしょう。

間違った健康習慣❷

熱中症になったらたいへんだから、水分補給としてスポーツドリンクを飲むようにしている

テレビでは、タレントさんがゴクゴクッと爽やかにスポーツドリンクを飲み干すCMが毎日のように流れています。汗をたっぷりかいた体にドリンクの成分がしみわたるような、健康そうなイメージが伝わってきますよね。

しかし、じつを言うと、肝臓にとってみれば、これほど健康に悪い飲み物はないのです。なぜなら、スポーツドリンクにはとんでもない量の糖分が含まれているから。ご存じの方もいるかもしれませんが、超有名スポーツドリンク500㎖には、**角砂糖にして10個分に相当する糖分**が含まれています。

くわしくは改めて述べますが、こうしたドリンクの大量の糖質は、とりわけ肝臓に大きなダメージを与えるのです。甘い飲み物には「**果糖ブドウ糖液糖**」というかたちで果糖が多く含まれていることが多いのですが、体内に入った大量の果糖はダイレクトに肝臓に行ってしまい、それらの余分な果糖が次々に中性脂肪に変換されて蓄積していくようになるんですね。そのため、スポーツドリンクのような甘い飲み物を習慣的に飲んでいると、急

速かつ着実に脂肪肝が進んでしまうことになるわけです。

そこで、注意していただきたいのが、暑い季節、熱中症になったらたいへんだからと、水分補給代わりにスポーツドリンクを飲んでいるような方々です。とくに、高齢の方々に多いのですが、日々水代わりにスポーツドリンクを飲むようなマネをしていたら、もう脂肪肝や糖尿病まっしぐらだと思ってください。

それに、汗をたくさんかいて熱中症や脱水が心配されるようなときにスポーツドリンクを飲むと、ただでさえ悪くなっている**血液の流れをいっそう悪くしてしまう**ことになり、**脳梗塞や心筋梗塞を起こすリスクを逆に高めてしまいます**。熱中症予防のための水分補給は水やお茶で十分。ナトリウムなどの電解質バランスに関しても、よほど激しい運動をして大量の汗をかかない限り心配することはありません。

つまり、サウナやゴルフで汗をかいた後も、風邪をひいて熱があるようなときも、わざわざスポーツドリンクを飲む必要はないということ。健康によかれと思ってスポーツドリンクにしている人も多いようですが、その習慣が逆に、肝臓にダメージを与えているということに、ぜひ早く気づいていてほしいものです。

間違った健康習慣③

フルーツは健康にいいから、いつも夕食後のデザートに食べるようにしている

私の患者さんに、1週間シャインマスカットを食べ続けていたら、それだけでみるみる肝機能の数値が悪化してしまったという方がいらっしゃいます。診断で下された病名は、もちろん脂肪肝です。

果物に多い果糖が肝臓にダメージを与えやすいことについては先ほども述べましたが、このような果糖の摂り方をしていると、たった**1週間程度でもてきめんに脂肪蓄積が進んでしまう**ことになるんですね。

たぶん、みなさんの中には、ミカン、リンゴ、バナナ、ブドウなどのフルーツに対して「フレッシュ」「ビタミンが多い」などの健康的なイメージを抱いている方が多いのではないかと思います。

しかし、これを機に考え方を改めてください。フルーツの果糖は、肝臓にとってはよくありません。たまに少量を食べるくらいなら大きな問題はありませんが、「毎日夕食後のデザートにフルーツを食べている」「毎日、朝食としてバナナを何本も食べている」とい

ったように、習慣的に食べるのはやめたほうがいいでしょう。また、「イチゴ狩り」「梨狩り」「ブドウ狩り」などに行った際に、一度にたくさんのフルーツを食べるのも控えたほうがいいと思います。

さらに、オレンジジュースやリンゴジュース、グレープジュースなどのフルーツジュースには、固形の果物よりも大量の果糖が含まれているうえ、吸収されるのも速く、より大きなダメージを肝臓に与えることになります。脂肪肝になることなく、この先も肝臓を大切にしていきたいのであれば、フルーツ系の甘い飲み物とは早めに縁を切っておいたほうがいいでしょう。

果糖には**肝臓内だけで代謝されるという特徴**があります。肝臓のみで処理されるため、ブドウ糖と違って、全身の細胞のエネルギーになることもないし、血糖値を上げるということもありません。しかし、血糖値を上げないにしても、果糖は非常に大きな負担を肝臓にかけるのです。むしろ、**果糖が肝臓に与える害は、ブドウ糖よりもはるかに大きい**と思っておいたほうがいいでしょう。

ですから、みなさんも「果物＝健康にいい」という考え方を一度リセットしてください。そして、脂肪肝や糖尿病から身を守っていくためにも、これから先は「果物は食べすぎないようにしよう」「フルーツジュースを気軽に飲むのはやめよう」というスタンスを基本にすることをおすすめします。

間違った健康習慣④
健康のために毎日1本「乳酸菌飲料」を飲んでいるし、野菜不足解消に「野菜ジュース」も飲むようにしている

これまで「健康にいい」「体にいい」と信じて疑わなかったものが、じつは肝臓によくなかったというケースは多々あります。

一例をあげると、「小ぶりのくびれたプラ容器でおなじみの乳酸菌飲料」でしょう。もちろん、含有成分の乳酸菌に腸内環境を整えるなどの多くの効果があることは疑いありません。しかし、**大量の糖分が含まれているのが大きな難点**なのです。

私のクリニックにも、「よく眠れると聞いたから」といってこの乳酸菌飲料を飲み続けたところ、肝機能の数値を悪化させてしまった患者さんがいらっしゃいます。こうした高糖質の乳酸菌飲料を飲むと、血糖値スパイクが起きやすくなります。血糖値が急上昇して、インスリンが分泌されると急降下するわけで、急に血糖値が下がると眠気やだるさがもたらされることもあります。「よく眠れるようになる」というのは、その眠気のせいなのか

もしれません。

たまに飲む程度なら構いませんが、脂肪肝や糖尿病になりたくないのなら、「毎日1本」は避けたほうがいいような気がします。

それと、「小ぶりな紙パックの野菜ジュース」を常飲している人も少なくありません。やはり、「野菜不足を補える」「1日分の野菜が摂れる」といったキャッチフレーズに惹かれて、体によかれと思って飲んでいるのでしょう。

しかし、これにもたいへん多くの糖分が含まれているのです。しかも、果糖が多く、食物繊維が取り除かれてしまっていて吸収も速い。毎日飲んでいたら、そのせいで脂肪肝や糖尿病に陥っても何ら不思議はありません。野菜の栄養は、ちゃんと固形の野菜を食べて摂るべきです。どんなに野菜不足だとしても、市販の野菜ジュースで補おうとするのはやめておいたほうがいいでしょう。

間違った健康習慣⑤

健康のため、サラダを食べるときはマヨネーズを避けて、ノンオイルドレッシングを使うようにしている

みなさんはサラダを食べるときに何をかけますか？　マヨネーズ派でしょうか、それとも、ノンオイルドレッシング派でしょうか。きっと、「マヨネーズは脂肪が多いし高カロリーだから、健康のためにノンオイルドレッシングにしている」という方も多いかもしれませんね。

しかし、肝臓の専門医としては、**断然マヨネーズを使うほうをおすすめ**します。

理由をご説明しましょう。そもそも、脂質の多い食品を摂ったとしても、脂肪肝や糖尿病、肥満には大きな影響はありません。脂質を摂っても血糖値はほとんど上がらないし、インスリンが出すぎることもありません。ですから、**脂肪が多いからといってマヨネーズを敬遠する必要はない**のです。

摂取を控えるべきは、脂質ではなく糖質です。過剰に摂取した糖質が血糖値を上げ、インスリンを大量に分泌させ、それによって余分な糖質が中性脂肪へと次々に変換されて、肝臓などに蓄積していくのです。

そして、マヨネーズには糖質はほとんど含まれていませんが、青じそドレッシング、和風ドレッシングなどのノンオイルドレッシングには、往々にして果糖ブドウ糖液糖などの糖質がかなりの量使われています。だから、肝臓の健康を第一に考えるならば、マヨネーズではなく、「糖質の多いノンオイルドレッシング」のほうを避けるようにすべきだというわけですね。

それに、そもそも**カロリーの高い・低いで食品を選ぼうとするのは無意味**です。カロリーの高い食品には、肉、魚、卵、乳製品などがありますが、これらにはたんぱく質や脂質が豊富であり、カロリーを抑えようとしてこれらの食品の摂取を減らしてしまうと、体に必要な栄養素まで不足する事態になりかねません。

控えるべきは「カロリー」ではなく「糖質」です。よく比較の例に挙げられるのは、「ステーキ」と「そば」。高カロリーのステーキ（単品）を食べてもほとんど血糖値に変化がないのに対し、低カロリーのそばを食べると血糖値が急激に上昇します。ステーキはほとんど糖質が含まれないのに対し、そばは糖質が多いため、てきめんに血糖値が上がってしまうわけですね。

要するに、脂肪肝や糖尿病、肥満を防ぐには、**血糖値スパイクを起こすような糖質の多いものを食べすぎないことが重要**であり、カロリーの高さはほとんど関係がないと言っていいのです。ダイエットをする際も、食品のカロリー量を細かく気にしたり、いちいちカロリー計算をしたりする必要はありません。

みなさんもこれからは「カロリーが高いか低いか」ではなく、「糖質が多いか少ないか」を基準にして食品を選ぶようにするといいでしょう。

間違った健康習慣⑥

仕事を始める前は甘い缶コーヒーを飲み、疲れたときはエナジードリンクを飲んで気合を入れている

朝、出社して「さあ、今日も仕事をがんばるぞ」というときに、まず「甘い缶コーヒー」を飲んで頭をしゃきっとさせている人はいないでしょうか。また、夕方、疲れがたまってきたときに気合を入れ直してもうひとふんばりするために「エナジードリンク」を飲んでいる人はいないでしょうか。

じつは、これも肝臓にとっては「悪しき習慣」なのです。

やはり問題視すべきは糖分の量。甘い缶コーヒーにも、エナジードリンクにも相当な量の糖質が含まれています。しかも、さらに問題なのは、これらの飲料にはカフェインが多

く含まれている点。肝臓において糖質が脂肪化される作用は、カフェインがプラスされると、よりいっそう促進されやすいことが分かっているのです。

ですから、仕事中、甘いコーヒー、甘い紅茶、エナジードリンクなどをよく飲んでいる人はご注意ください。毎日、**「糖質＋カフェイン」の飲料を飲む習慣が、着実に脂肪肝を進めてしまっている**かもしれません。

甘いコーヒーにしても、エナジードリンクにしても、大事な仕事を乗り切るためについつい頼ってしまうところがあるのかもしれませんが、体の健康面も含めて長いスパンで見れば、果たして自分にとってプラスになっているのかどうか。その辺をよく見極めて、利用するべきではないでしょうか。

間違った健康習慣⑦

肝臓にはシジミやウコンがいいと聞いたから、毎日これらのサプリメントを飲むようにしている

アルコールがお好きな方の中には、自分の肝機能の数字があまりよくないことが分かっていて、肝臓の健康状態を気にかけつつも、それでも毎日お酒を飲んでいるような人が少

なくありません。

そして、そういうタイプの方々には、〝**肝臓によいと言われるサプリメント**〟を飲んで、「自分にとって都合のいい免罪符」のようにしている人が数多く見受けられます。すなわち、「肝臓にいいとされるシジミ」や「肝機能を回復するというウコン」などを飲んで、「自分はちゃんとサプリで対策しているから」ということを言い訳のようにしながら、日々お酒を飲んでいるわけですね。

しかし、じつはこうしたサプリメントや健康食品の使用が肝臓の健康にマイナスに働いているケースも多いのです。

たしかにシジミにもウコンにも肝機能をサポートする成分は含まれているのですが、問題なのは両者とも**鉄分が多く含まれている**点です。もともと肝臓には鉄分などのミネラルを蓄える働きがあり、こうしたサプリの摂取により鉄分が過剰になると、活性酸素を発生させて炎症を引き起こす原因となる可能性があります。肝臓は活性酸素にとても弱い臓器なのです。

つまり、肝臓のためによかれと思って飲んでいたサプリが、逆に肝臓の健康を悪化させることにつながりかねないということ。そのため私は、クリニックに新規でいらっしゃった患者さんがシジミやウコンのサプリを飲んでいた場合は、まずそれらの摂取をやめてもらうようにしています。

なお、市販されているウコンのサプリメントの中には、鉄分を取り除いているものもあるようです。ただ、漢方系のサプリには効果が強いものが多いので、肝臓が弱っている場合、たとえ鉄をカットしてあったにしても**効果の強さが肝臓の負担になってしまう**ことが少なくありません。

ですから、「肝機能回復」を謳《うた》ったサプリメントや健康食品には、安易に飛びつかないほうがいいでしょう。自力で肝機能を回復させる具体的な方法については、後の章で紹介しますので、ぜひそちらを参考にしてください。

間違った健康習慣8

冬はこたつで温まりながら、ミカンやおせんべいを食べるのが習慣になっている

「冬・こたつ・ミカン」は、日本の冬をまったりと過ごす合言葉のようになっています。

居間のこたつでぬくぬくと温まりながら、ミカンを食べたりおせんべいやお菓子を食べたりしていると「あー、シ・ア・ワ・セ」という気分になりますよね。

ただ、そんな「しあわせ気分」に水を差すようで恐縮なのですが、脂肪肝や糖尿病が気になっている人は、ミカンやおせんべいは食べすぎないようくれぐれも注意を払うべきでしょう。

先にも述べたように、肝臓に脂肪をため込む最大の原因は糖質の過剰摂取です。ミカンを1個や2個食べるくらいならさして問題はありませんが、毎日のように5個も6個も食べるような生活をしていたら、果糖の摂りすぎで肝臓にダメージがもたらされるのは避けられません。

また、おせんべいやスナック菓子の摂りすぎにも要注意。これらにも糖質がたっぷり含まれています。「テレビを見ながらついついつまんでしまい、気がついたら間食だけでおなかが一杯に……」なんていうことがないようにしてください。

後で述べますが、間食を摂るならば、高カカオチョコレートやナッツ類がおすすめ。「ミカン」を「チョコ」に替え、「おせんべい」を「ナッツ」に替えれば、それだけで「冬こたつ」のくつろいだ時間を、より肝臓の健康にやさしいものにすることができるでしょう。

間違った健康習慣⑨

アルコール度数が低ければ問題ないと思って、毎日の夕食時に「甘いサワー」を飲んでいる

脂肪肝というと、「アルコールの飲みすぎでなるもの」と思い込んでいる人も少なくないのではないでしょうか。

でも、それは正しくありません。もちろん、アルコール摂取過多で脂肪肝になる人もいますが、いまは**「アルコールの飲みすぎ」よりも「糖質の摂りすぎ」によって脂肪肝になる人のほうがはるかに多い**のです。

また、「アルコール度数の低い、ジュースのような甘いお酒なら、飲んでも問題ないだろう」と思っている人も多いのですが、それも大きな誤解です。最近、コンビニやスーパーに行くと、甘い缶チューハイ、カクテル、サワー、梅酒などのお酒が所狭しと並んでいますが、甘くて飲みやすいからといってこうしたお酒を頻繁に飲んでいると、てきめんに脂肪肝が進んでしまいかねません。

もちろん、この場合、問題視されるのは、お酒に含まれている「アルコール量」よりも「糖分量」のほうです。とりわけ、甘い缶チューハイやカクテル、サワーには、果糖ブド

ウ糖液糖という糖質がたくさん含まれているケースが多く、これを日々摂り続けていると、より肝臓に負担やダメージがかかってしまうことになるのです。

私は長年多くの人の肝臓を診てきていますが、適量さえ守れるならば、お酒を飲むのはOKだと考えています。飲酒には心身にプラスになる働きもあり、お酒を飲むという行為自体を否定する必要はありません。

ただ、たとえ適量だとしても、**ジュースのような甘いお酒を習慣的に飲むのはNG**。みなさんも「**アルコール分よりも糖分のほうが怖い**」と心得て、お酒を飲むなら、なるべく「甘くないお酒」を飲むようにしてください。

アルコールと肝臓の問題に関しては、いろいろと誤解をしている人が少なくありません。こうした問題に関しては、後の章で改めて取り上げることにしましょう。

第1章

肝臓を健康にすれば、全身が健康になる

「脂肪肝の健康常識」をアップデートしよう

いま、健康の常識は大きく変わりつつあります。

とくに「脂肪肝」に関しては、これまでの常識がダイナミックに塗り替えられたと言っていいでしょう。

先にも触れましたが、脂肪肝は医療関係者からも一般の方々からも「たいしたことのない病気」「どうでもいい病気」と見なされてきました。ところが、いまは、**脂肪肝を予防・治療することが、わたしたちが健康な人生を守っていくうえで絶対に欠かせない重要なカギ**と考えられているのです。

なぜ、こんなにも扱いが変わったのか。

その理由は、脂肪肝がじつにさまざまな病気のきっかけとなる病気だということが分かってきたからです。

とくに影響が大きいのは糖尿病です。脂肪肝を放っていると、**約10年後には糖尿病を発症する**ということが多いのです。みなさんご存じのように、糖尿病になると、**脳梗塞、心筋梗塞、がん、認知症といった重大な病気のリスクが一気に上がります**。そのため、糖尿病発症のきっかけとなる脂肪肝が〝諸悪の病気の始まり〟と見なされるようになってきたわけです。

これは逆から見れば、**脂肪肝さえ防いでおけば、糖尿病のリスクも抑えられる**し、ほかの重大な病気に罹るリスクも抑えられるということ。つまり、脂肪肝の予防や治療をがんばって肝臓を健康にキープしておけば、病気罹患のリスクを大きく減らして、長く健康な人生を送れるという可能性が見えてきたのです。

ところが、日本では、こういった変化に追いつけていない人がたくさんいらっしゃいます。「序章」でも紹介したように、脂肪肝を防いだり肝機能をよくしたりするために、「見当違いのこと」「間違ったこと」をしている人が非常に目立つのです。決してみなさんも例外ではないかもしれません。たとえば、これまでみなさんは、脂肪肝への対処法を「脂肪肝っていうくらいだから、肉や揚げ物などの脂肪が多いものを食べるのを控えていればいいんでしょ」というくらいに思ってはいませんでしたか？

しかし、その考え方は間違いです。摂りすぎに注意しなくてはならないのは、ごはんやパン、お菓子、甘い飲み物などの糖質であって、**肉や揚げ物などの脂っこいものはまったく控える必要はありません**。

健康面に限らず何事もそうだと思いますが、物事を成就するには、時代や状況の変化に合わせて考え方や行動を柔軟に変えていかなくてはならないもの。〝古い常識〟や〝間違った先入観〟に縛られたままでいては、かえって脂肪肝を進ませて健康の悪化を招いてしまいかねません。

ですから、みなさんは状況変化にしなやかに対応しつつ、脂肪肝という病気の常識や知識をしっかりアップデートしたうえで予防や治療に励んでいくようにしてください。そして、脂肪肝をしっかり防ぐことによって、人生の健康をしっかり守り抜いていくようにしましょう。

日常をいつも通りに生きられるのは肝臓の働きのおかげ

脂肪肝についてくわしく述べる前に、まずは肝臓という臓器の働きについてざっくりとおさらいしておきましょう。

肝臓は、人が生命活動をスムーズに営むために欠かせないたくさんの機能を請け負っています。まさに人体を動かし続けるために必要な物質の加工処理を一手に引き受けている「一大化学工場」だと言えるでしょう。

何百という働きのうち、あえて肝臓の最重要の役割を3つにまとめるなら、「①栄養素の代謝」「②胆汁の生成」「③有毒物質の解毒」ということになります。

3つのうちでもメインとなるのが「①**栄養素の代謝**」です。代謝とは、食事で入ってきた栄養素を分解・合成して、体で使えるかたちに変えたり貯蔵したりする働きのこと。肝臓は、糖質、たんぱく質、脂質などの栄養素を代謝して、それぞれを役に立つかたちに変えたうえで各臓器に提供しています。わたしたちが生きて活動することができるのは、日夜、肝臓が栄養素を代謝して、エネルギーなどの必要物質を提供してくれているおかげだと言っていいでしょう。

次に「②**胆汁の生成**」です。胆汁は脂肪やたんぱく質の分解を助ける消化液で、肝臓内で生成・分泌されて、胆嚢に蓄えられます。そして、脂っこいものなどを食べると胆嚢から十二指腸へと送り出され、消化を助ける役割を果たしているのです。

さらに、「③**有毒物質の解毒**」も、肝臓の大切な役割のひとつ。体内には、アルコール、薬、たばこのニコチンなど、体に有害な物質も入ってくるわけですが、肝臓はこれらを分解して弱毒化、無毒化しています。アルコールの場合、まずアセトアルデヒドという物質に分解し、それを酢酸に変化させてから排出しています。

このように、肝臓という「化学工場」は、「代謝」「胆汁生成」「解毒」を中心に、じつに多彩な役割をこなしていて、わたしたちが日常をいつも通りに生きられるよう底辺から

肝臓の3大機能

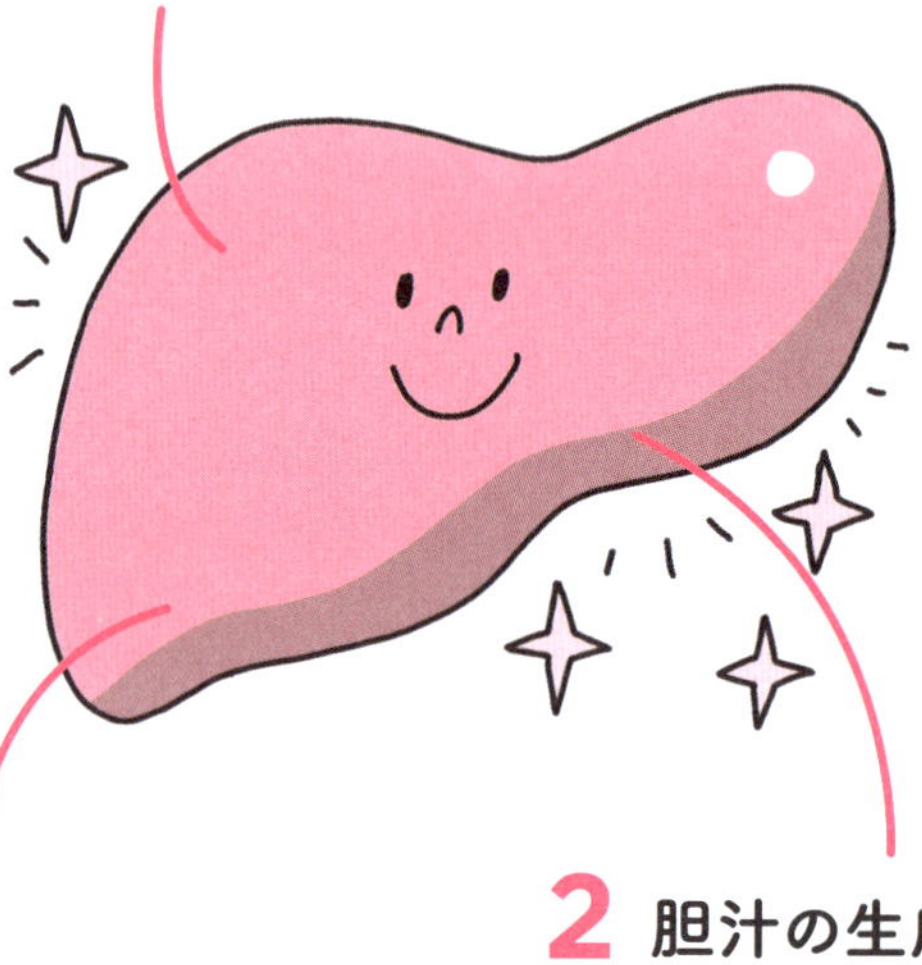

1 栄養素の代謝

栄養素を分解・合成して「体で使えるかたち」にして臓器へ送る働き。人はこの機能のおかげで生きて活動することができる。

2 胆汁の生成

胆汁は脂肪やたんぱく質の消化を助ける消化液。肝臓で生成・分泌され、胆嚢に蓄えられるしくみになっている。

3 有毒物質の解毒

アルコール、薬、ニコチンなどの有害物質を分解して、弱毒化、無毒化するのも、肝臓の重要な役割のひとつ。

!

肝臓は、人体を動かし続けるために必要な物質の加工処理を一手に引き受けている化学工場

支え続けてくれているのです。まさに肝臓は、四六時中ずっと、生命活動に不可欠な働きを文句も言わず黙々とこなしてくれている「縁の下の力持ち」のような臓器だと言っていいでしょう。

「脂肪肝チェックテスト」をやってみよう

脂肪肝は、**肝臓の肝細胞に中性脂肪がたまりすぎて発生する病気**です。

通常、健康な人の肝臓には、3～5％の中性脂肪があるとされます。この中性脂肪がじわじわと増えてたまっていき、「脂肪蓄積した肝細胞の割合」が全体の30％を超えると脂肪肝と診断されるのです。

現在、**日本人の3人にひとり、推定4000万人が脂肪肝**だとされています。ただ、この数字はエコー検査などでちゃんと確定診断を受けた人の数をもとにしているので、脂肪肝の疑いがあってもほったらかしにしていたり、ろくに健康診断を受けていなかったりする人を合わせたら、到底4000万人どころでは済まないかもしれません。

こうした数字からも分かるように、脂肪肝はたいへん多くの人に蔓延しているポピュラーな病気であり、いつ誰がなったとしてもおかしくありません。

ところで、おそらくみなさんの中には、脂肪肝という病気に対して、「太った人がなるもの」「アルコールの飲みすぎでなるもの」といった先入観を抱いている人が多いのではないでしょうか。

たしかに、肥満の人やお酒好きな人に多いのは事実です。しかし、「私は太っていないし、アルコールも飲まないから関係ない」なんて思っていたら大間違い。じつは、脂肪肝はやせた人やアルコールを飲まない人にも少なくないのです。それに、最近は**中高年世代だけでなく、若い世代にも増えてきています**。

要するに、脂肪肝は、体型やアルコールを飲む飲まないにかかわらず、すべての老若男女が警戒すべき病気なのです。

心配になってきた方は、ちょっと次のページの簡易チェックテストを行なってみてください。あくまで目安ですが、これらの項目のうち、3つ以上当てはまったら脂肪肝の可能性大。たぶん、「なぜ、これが脂肪肝と関係するのだろう」と疑問に思う項目もあるかもしれませんが、それらについてはこれから順次説明していきます。決して脅かすわけではありませんが、みなさんもすでに脂肪肝になっていてもまったく不思議ではありません。どんなに健康に自信があったとしても、脂肪肝は「自分だけは大丈夫だろう」とは言っていられない病気なのです。

脂肪肝チェックテスト

3つ以上当てはまった人は脂肪肝の可能性大！

- ☑ 最近、おなかが出てきた
- ☑ 食事にかける時間が10分以内のことがよくある
- ☑ ごはんを2膳以上食べる日が週に5日以上ある
- ☑ 麺類を週に3回以上食べる
- ☑ ほぼ毎日、フルーツを食べる
- ☑ ほぼ毎日、甘い飲み物を飲む
- ☑ 毎回たくさんお酒を飲む
- ☑ 食事は主食から食べる
- ☑ 歯の手入れがおろそかになっている
- ☑ 口の中が乾いていると感じることがある
- ☑ 習慣にしている運動がない（運動の習慣がない）
- ☑ 筋肉が衰えたと感じる
- ☑ 夜、寝つきが悪いことがある
- ☑ 朝起きたとき、疲れがとれてないと感じることがある
- ☑ たばこを吸う
- ☑ 収縮期血圧（上の血圧）が130mmHg以上ある

「糖質の摂りすぎが原因の脂肪肝」が加速度的に増えている

それでは、こんなにも多くの人が脂肪肝に患わされているのは、いったいどうしてなのでしょうか。

ズバリ、その原因は「**糖質の摂りすぎ**」です。

みなさんご存じのように、糖質は、ごはん、パン、麺類、イモ類などに多く含まれています。ただ、現代では、こうした主食系以外にも、果物、甘い飲み物、スナック菓子、調味料などから入ってくる糖質の量がたいへん増えています。つまり、主食以外の部分で無意識に摂っている糖質の量がかなり幅を利かせていて、その結果、誰もが「糖質の摂りすぎ」に陥りかねない状況になっているのです。

「序章」で紹介した「間違った健康習慣」の例を見ても、たぶん「これ、自分も無意識にやってしまっているかも……」と思った方が少なくないのではないでしょうか。そういうふうに無自覚的に摂ってしまっている糖質の量は、日々積もり積もって相当な量になっていると考えられます。

おそらく、「自分は健康的な食生活を送っている」「自分は栄養バランスに気をつけて食事を摂っている」という自信がある人でも、気づかないうちに「糖質の過剰摂取」になっているかもしれません。いまの日本では、別にそんなにぜいたくもせず、そんなに食べすぎもせず、ごく**庶民的な普通の食生活をしていただけでも糖質の摂りすぎになってしまう**ケースが少なくないのです。そして、そういう日常を送るうちに、知らず知らずいつの間にか肝臓に脂肪をため込んでしまう人が増えているわけですね。

ところで、糖質を摂りすぎているとどうして肝臓に脂肪がたまるのか。この点も簡単に説明しておきましょう。

糖質は、体内に入るとまずブドウ糖に分解されます。血中のブドウ糖は全身を巡り、インスリンの働きにより細胞のエネルギーとして利用されます。また、エネルギーとして利用されずに余ったブドウ糖は肝臓においてグリコーゲンに合成されて肝臓内や筋肉内にストックされます。このストックはブドウ糖が不足したときのための備蓄エネルギーのようなもの。ただ、この備蓄はあくまで一時しのぎ用であり、そうたくさんの量はためられません。多くの糖質が一気に入ってくると、このグリコーゲン貯蔵庫はわりとすぐに満杯になってしまいます。

では、過剰な糖質が入ってきて、グリコーゲンの貯蔵庫がすでに満杯のとき、血中に余ったブドウ糖はどうなるのか。

それらの余剰ブドウ糖が、肝臓において中性脂肪に変換されているのです。だから、日々たくさんの糖質が入ってきて、常にブドウ糖があり余っているような状況だと、それらのブドウ糖がどんどん中性脂肪に変えられて、肝臓、内臓周り（内臓脂肪）や皮下（皮下脂肪）などに蓄積されていくことになるわけです。だから、普段から糖質を摂りすぎていると、体各部に日々じわじわと脂肪が蓄積して、てきめんに肥満や脂肪肝が進んでいってしまうことになるわけですね。

なお、こうした「余剰ブドウ糖→中性脂肪」の変換において、指令役のような役割を果たしているのがインスリンです。

インスリンは「**血糖値を下げるホルモン**」として知られていますが、「**余剰ブドウ糖の中性脂肪変換を促進する**」という〝もうひとつの顔〟を持っています。要するに、普段から糖質の多い食べ物を摂ってしょっちゅう高血糖状態になっていると、その都度インスリンが分泌されて、「余っているブドウ糖を中性脂肪に変えろ」という指令がひっきりなしに出されているのです。すると、それによって、肝臓をはじめとした体内の脂肪がどんどん増えていってしまうわけです。

とにかく、このようなメカニズムで「糖質の摂りすぎが原因で脂肪肝になる人」が、い

● 糖質が脂肪に変換されるメカニズム

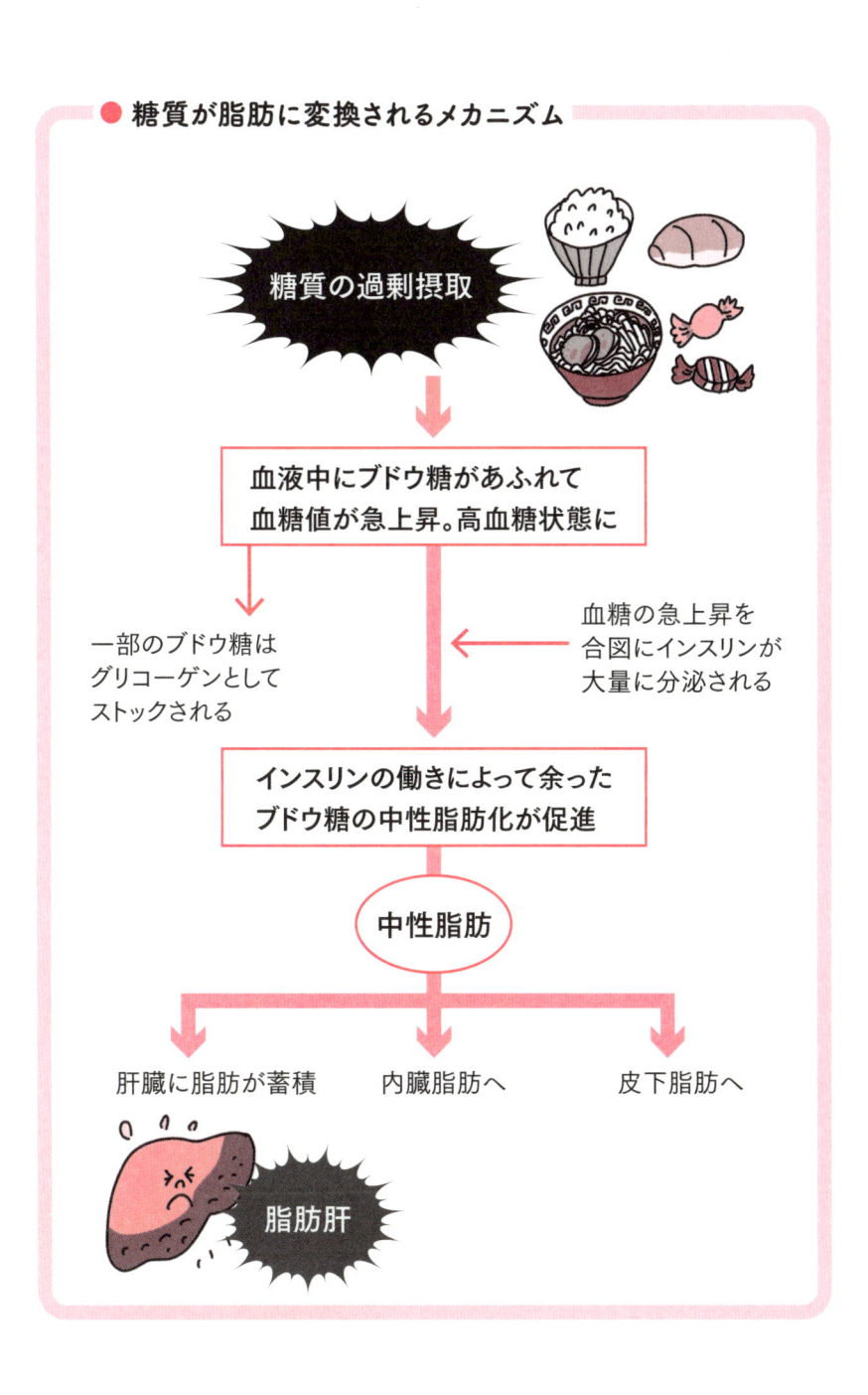

糖質の過剰摂取

↓

血液中にブドウ糖があふれて
血糖値が急上昇。高血糖状態に

一部のブドウ糖は
グリコーゲンとして
ストックされる

血糖の急上昇を
合図にインスリンが
大量に分泌される

↓

インスリンの働きによって余った
ブドウ糖の中性脂肪化が促進

中性脂肪

↓

肝臓に脂肪が蓄積　内臓脂肪へ　皮下脂肪へ

脂肪肝

ま加速度的に増えているのです。

脂肪肝の名称が新たに変更になったのを知っていますか？

先にもちょっと触れましたが、ひと昔前までは、脂肪肝と言えば「アルコールを飲みすぎている人がなるもの」と見なされていました。

ところがいまは、「アルコールが原因の脂肪肝」よりも「糖質の摂りすぎが原因の脂肪肝」のほうが数倍も多いような状況です。決して「アルコールが原因の脂肪肝」が減ったというわけでもないのですが、それをはるかに凌《りょう》駕《が》する勢いで「糖質の摂りすぎが原因の脂肪肝」が増えてきているのです。また、医療界の注目度という点でも、「糖質の摂りすぎ」のほうが「アルコール」のはるか上を行くようになってきました。

こういった状況の変化も影響してのことだと思いますが、つい最近、脂肪肝の正式な名称の変更が発表されました。

じつは、これまで脂肪肝は、「**アルコール性タイプ**」と「**非アルコール性タイプ**」の大きくふたつに分類されていて、それぞれ「アルコール性脂肪性肝疾患」「非アルコール性脂肪性肝疾患（NAFLD：ナッフルディー）」と呼ばれていました。また、非アルコール性のナッフルディーのうち、肝炎を発症した病態は「非アルコール性脂肪肝炎（NASH：ナッシュ）」と呼ばれていました。もしかしたら、「ナッフルディー」や「ナッシュ」という従来の病名は、脂肪肝と診断された際などに聞いたことがある方もいらっしゃるかもしれません。

ところが、2023年、欧州肝臓学会と米国肝臓病学会が名称の変更を発表。変更のいちばんの理由は、NAFLDやNASHの名称に含まれる「alcoholic（飲んだくれ）」「fatty（デブの）」といった単語に差別的ニュアンスがあるからということでした。日本語表記ではこういった差別的ニュアンスが感じられることはありませんが、ともあれ、欧米の名称変更を受けて、日本でも脂肪肝の病名変更が検討されることになりました。そして、2024年8月、日本肝臓学会と日本消化器病学会が、新たな日本語表記の病名を発表したのです。

これにより、従来のNAFLD（ナッフルディー）は「代謝機能障害関連脂肪性肝疾患（MASLD：マッスルディー）」、従来のNASH（ナッシュ）は「代謝機能障害関連脂肪肝炎（MASH：マッシュ）」と呼ばれることが決定しました。非常にややこしい変更

● 脂肪肝の名称変更

◉ 旧来の分類

- 脂肪肝
  - アルコール性脂肪性肝疾患
  - 非アルコール性脂肪性肝疾患（NAFLD） → 非アルコール性脂肪肝炎（NASH）

◉ 新しい分類（2024年8月より）

- 脂肪性肝疾患（SLD）
  - 代謝機能障害関連脂肪性肝疾患（MASLD）
  - 代謝機能障害関連脂肪肝炎（MASH）

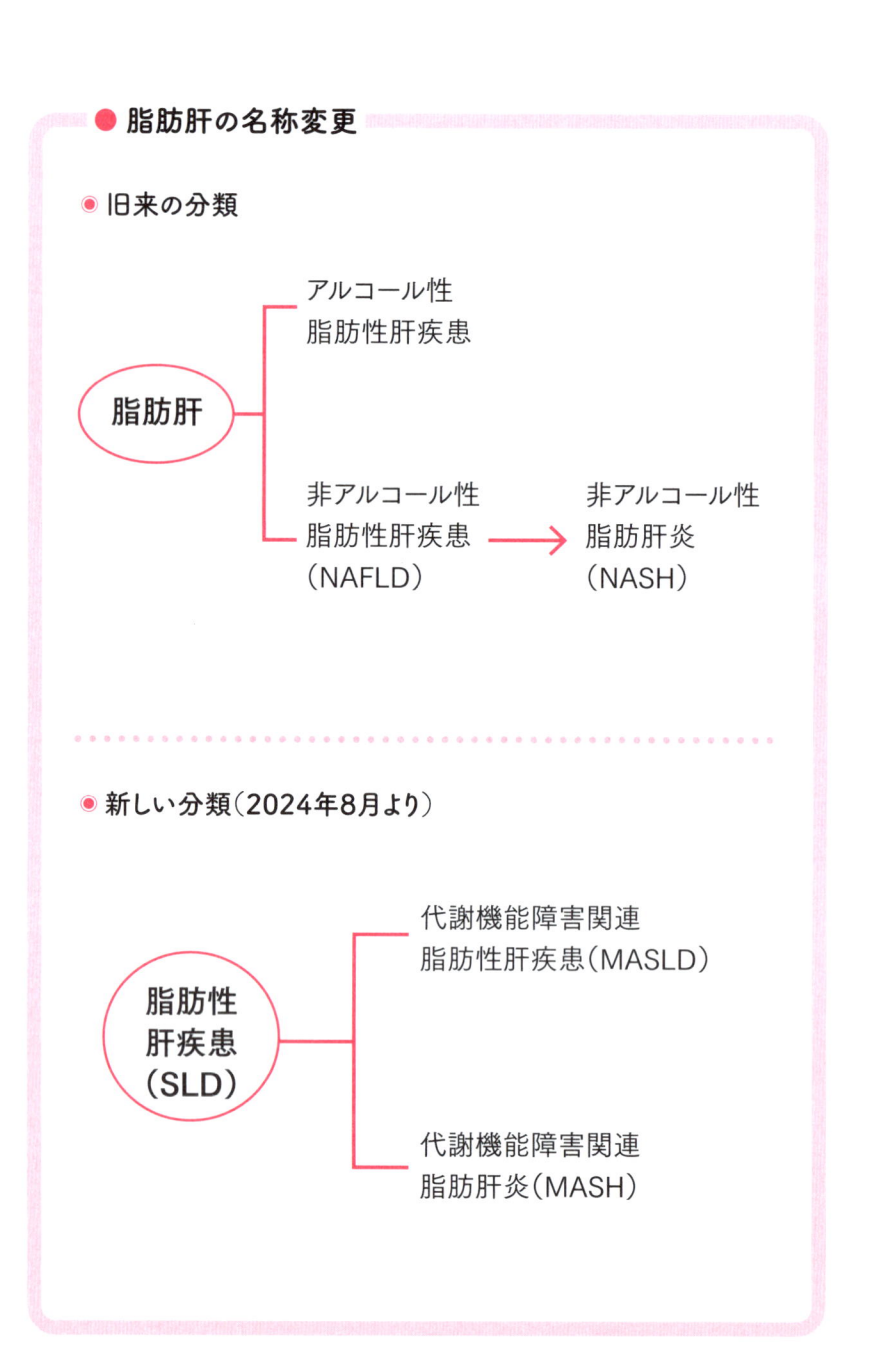

で恐縮なのですが、簡単に言ってしまうと、従来の「アルコール性／非アルコール性」の区別が取り払われて、脂肪肝の大きなくくりとして「Metabolic（メタボリック：代謝性）」という面が強調された名称変更ということになります。

もっとも、新名称の「ＭＡＳＬＤ（マッスルディー）」や「ＭＡＳＨ（マッシュ）」は、変更が発表されたばかりであり、まだ医療界に浸透しているとは言えません。たぶん医療関係者でも知らない人のほうが多いでしょう。

そのため、この本では、ＭＡＳＬＤに相当する「肝臓の細胞に脂肪が過剰にたまった病態」を「脂肪肝」と呼び、ＭＡＳＨに相当する「肝細胞が炎症を起こした病態」を「脂肪肝炎」と呼ぶことにします。

取り急ぎみなさんも、「**アルコールを飲む・飲まないに関係なく、肝臓に脂肪が蓄積して代謝機能などに問題が生じるトラブルが『脂肪肝』なんだ**」と思っておいてください。

たとえ基準値内でも「隠れ脂肪肝」になっている可能性が……

脂肪肝は、かなり肝細胞の脂肪化が進んでいたとしても明確な症状が現われません。そのため、「自分が脂肪肝になっているかどうか」「脂肪肝がどれくらい進行しているか」を知るには、健康診断などの血液検査で調べた肝機能の数値を参考にして判断することになります。

ここで、肝機能検査項目の代表的な3つの数値［ALT、AST、γ《ガンマ》－GTP］について述べておきましょう。

・**ALT（GPT）** 基準値10～30U／L・理想値5～16U／L

ALTは肝臓の細胞内に含まれる酵素で、肝障害があると血液中にあふれ出します。だから、血液検査のALTの数値が高いときは、肝臓の細胞が現在進行形で壊れているという証拠。とくに、ALTは「糖質の摂りすぎが原因の脂肪肝」があると高い数値になる傾向があります。

・**AST（GOT）** 基準値10～30U／L・理想値5～16U／L

ASTは肝臓や筋肉に多く含まれている酵素で、ALTとの比較で肝機能の状態を見るのに用いられます。通常、脂肪肝の場合は、ASTよりもALTの値のほうが高くなります。また、ASTの値のほうがALTよりも高い場合は、アルコール性の肝障害がある可能性があります。

・**γ-GTP**　基準値男性10～50U／L、女性10～30U／L

γ-GTPは肝臓で生成されて胆汁に排出される酵素。アルコール性肝障害の目安とされ、お酒をよく飲む人が気にしていることが多い検査項目です。ただ、γ-GTPの値は、アルコールだけでなく、糖質の摂りすぎやストレスによっても上昇する場合があります。

なお、これら3つの検査項目のうちでも、とくに注意してほしいのがALTの数値です。2023年6月、私も属している日本肝臓学会は奈良市で開かれた学会において肝機能数値の新たな目安を発表し、「**ALTが30を超えたら、かかりつけ医を受診してほしい**」という内容の提言を行ないました。これは、脂肪肝などの肝疾患の増加に対応した提言であり、「奈良宣言」と呼ばれています。

みなさんもお手元の健康診断の結果表をいま一度見直してほしいのですが、たぶんALTが「30超え」の人はザラにいるはず。もしかすると、ALTが100近かったり100を大きく超えていたりする人もいるかもしれません。該当する人は脂肪肝炎が進んでいる可能性もあるので、とくに早めの受診が必要となります。

肝機能の検査項目の見方

	基準値	理想値
ALT (GPT)	10～30U/L	5～16U/L
AST (GOT)	10～30U/L	5～16U/L
r-GTP	男性 10～50U/L 女性 10～30U/L	

↓

!

- ALTが30を超えたら脂肪肝の疑いアリ！
- ALTが20～30の場合は「隠れ脂肪肝」の疑いアリ！
- ALT＞ASTの場合は、脂肪肝の疑いアリ！

ちなみに私は、学会よりも基準ラインを低く設定していて、ALTもASTも5～16U／Lを「理想値」としています。そのうえで、ALTが20～30の場合は「隠れ脂肪肝」の疑いアリとしています。なぜこうしたラインを設けたのかというと、長年にわたって肝臓の検査データを見てきて、ALTが10台の後半でもわずかながら脂肪蓄積が見られ、**ALTが20を超えるともう「軽度の脂肪肝」**と言ってもいいくらいの脂肪蓄積があるということが分かっているからです。

ですからみなさんも、ALTが20を超えていれば、すでに「隠れ脂肪肝」であり、もう脂肪肝に片足を突っ込んでいるようなものと思っておくほうがいいでしょう。そして、ALTが学会基準値の30以下であったとしても、(20以上であれば) 全面的に安心できるような状態ではないということも押さえておいてください。

ダイエットがうまくいかなかったのは「脂肪肝のせい」だった!?

ところで、脂肪肝を放っているといったいどのような「困った事態」に見舞われるのでしょうか。

脂肪肝がもたらす健康上の弊害はたくさんあるのですが、私は大きく次の3つに集約されると見ています。

① 代謝が落ちてやせにくい体になってしまう
② 脂肪肝炎を起こすと、肝硬変や肝臓がんのリスクが高まる
③ 糖尿病を引き起こし、多くの重大な病気の発生源となる

順に説明していきましょう。

まず①ですが、脂肪肝があるために何度もダイエットに失敗をしている方はかなりの数いらっしゃいます。

やせるかやせないかに、代謝が大きく影響していることをご存じの方も多いでしょう。先にもご紹介したように、人の代謝機能においては肝臓が中心的役割を果たしています。ところが、**肝臓に脂肪がたまっていると、この代謝機能が大きく落ち込んでしまう**ことになるのです。

肝臓に脂肪が蓄積すると、栄養素を分解したり合成したりする作用が低下してエネルギーを効率よく生み出せなくなります。また同時に、脂肪や糖などの体内のエネルギーを燃

やして消費する勢いも落ちてくることになります。このように代謝が低下した結果、「**エネルギーを消費しにくくやせにくい体**」になってしまうわけです。

それだけではありません。脂肪肝になると肝細胞が炎症を起こして次々に壊れていってしまうのですが、この破壊が進むと肝細胞内にたまっていた中性脂肪が血液中にあふれ出して、体のあちこちに流出していってしまうことになります。そして、この状態が続くと、皮下脂肪や内臓脂肪が以前より目立って増えてきて、肥満がいっそう進んでしまうようになるのです。

つまり、脂肪肝があると、てきめんに「やせにくく、太りやすい体」になってしまうということ。みなさんの中には、これまで何度もダイエットにチャレンジしては挫折してきた人もいることでしょう。もしかしたら、なかなか成果が上げられなかったのは「脂肪肝のせい」だったのかもしれません。

私は、ダイエットを成功させるには、まず肝臓の脂肪を減らして脂肪肝を改善するのがマストだと考えています。言い換えれば、しっかり脂肪肝を撃退すれば、肝臓の働きを取り戻して代謝を引き上げることができ、ダイエットをスムーズに成功させやすくなるのです。「脂肪肝を改善してやせやすい体になるポイント」については、後の章で改めて紹介することにしましょう。

「脂肪肝→脂肪肝炎→肝硬変→肝臓がん」という最悪の流れ

次は、②の「脂肪肝炎を起こすと、肝硬変や肝臓がんのリスクが高まる」という点についてです。

脂肪肝のうち、**1～2割の人は「脂肪肝炎」に移行する**とされています。この脂肪肝炎は、肝臓に進行性の炎症が発生してしまった状態。先に脂肪肝の名称変更について述べましたが、この脂肪肝炎は、旧名称だとＮＡＳＨ（ナッシュ）、新名称だとＭＡＳＨ（マッシュ）に相当します。

そして、この脂肪肝炎を放っていると、じわじわと線維化が進んでいき、**数年から十数年の時間をかけて肝硬変に進行する**とされているのです。

なお、脂肪肝炎の段階ではまだ無症状なのですが、肝硬変が中期くらいまで進むと、この段階ではじめて黄疸、むくみ、腹水、だるさといった症状が現われてくるようになります。しかし、**こうした症状が現われてきたときには手遅れであり、もう肝機能を健常に戻すことは不可能**です。そのまま肝硬変が悪化していけば、命が危ぶまれる状態となってしまうでしょう。

さらに、肝硬変になると、肝臓がんになるリスクも高まります。がんになれば、当然ながら命を失う可能性も大きくなることになります。

つまり、脂肪肝や脂肪肝炎を甘く見て放っていると、いつの間にか炎症や線維化が進行してしまい、「**脂肪肝↓脂肪肝炎↓肝硬変↓肝臓がん**」という最悪の流れにハマってしまいかねないわけです。

もちろん、脂肪肝から脂肪肝炎を発生させる人は1~2割にすぎませんし、たとえ脂肪肝炎になってしまったとしても、その全員が肝硬変へ移行していくわけではありません。この最悪の流れにハマってしまうケースは、全体から見れば「ひと握り」にすぎず、そんなに過剰に怖がらなくてもいいのかもしれません。

ただ、こういうケースもあるんだということをしっかり頭に入れておいて、決して注意を怠らないようにしていくべきでしょう。少なくとも脂肪肝を早く治してしまえば、この流れにハマることはないわけですから、ぜひみなさん、後で紹介する「改善のポイント」を実践して脂肪肝を解消し、肝臓の健康キープに努めていくようにしてください。

それと、ひとつ付け加えておくと、ひと昔前までは、肝硬変や肝臓がんになる人はC型肝炎やB型肝炎などのウイルス性肝炎の罹患者が大多数を占めていました。でも、いまは

C型肝炎は、内服薬の服用によって短期間で根治できるようになりました。B型肝炎も効果的な内服薬により根治に近い状態にすることができるようになり、ウイルス性肝炎から肝硬変や肝臓がんになる人は大幅に減ってきています。

古い医学教科書やネット記事などを見ていると、いまだに「肝硬変や肝臓がんの最大の原因はC型肝炎」といった文を見かけるのですが、そういった〝以前は当たり前とされていた常識〟も、いまは大きく変わりつつあるのです。こうした点も一応、頭に入れておきましょう。

「糖が減らず、脂肪は増え続ける」という負のスパイラルに陥る

では、③の「糖尿病を引き起こし、多くの重大な病気の発生源となる」の説明に移りましょう。

私は、これこそが脂肪肝がもたらす最大の弊害だと考えています。

まず、糖尿病（2型）についてですが、脂肪肝を放っていれば着実に糖尿病が進行しますし、糖尿病になれば確実に脂肪肝も悪化します。**脂肪肝と糖尿病は「切っても切れない**

密接な関係」で結ばれているのです。

ここで、脂肪肝から糖尿病を発症するメカニズムを簡単に説明しておきましょう。

脂肪肝を放っていると、**代謝機能が鈍って糖のコントロールがうまくできなくなってきます**。すると、糖質の摂取後、血糖値が不安定になり、慢性的に高血糖になることが多くなります。そして、高血糖状態が続くと、膵臓から分泌されてくるのがインスリンです。

先にも述べたように、インスリンには血糖値を下げるだけでなく、体内の余分な糖質を中性脂肪に変換する作用を促進する働きがあります。すなわち、高血糖でインスリンが多く分泌される状況が続いていると、中性脂肪がどんどんつくられて脂肪肝が悪化していってしまうわけです。

さらに、この困った状況に拍車をかけるのが「**インスリン抵抗性**」です。ご存じの方も多いかもしれませんが、インスリン抵抗性は、**インスリンが効きにくくなり、細胞にブドウ糖を送り込めず血糖値がなかなか下がらなくなる**状態のこと。この状態になると、膵臓は血糖値を下げようと躍起になり、「これでもか、これでもか」と大量のインスリンを分泌するようになります。

ところが、これだけインスリンを大量に出してもなかなか高血糖状態は改善せず、大量分泌を続ける膵臓はいつしかすっかり疲弊してしまいます。しかも、その一方で「インス

● 脂肪肝が糖尿病に悪化するメカニズム

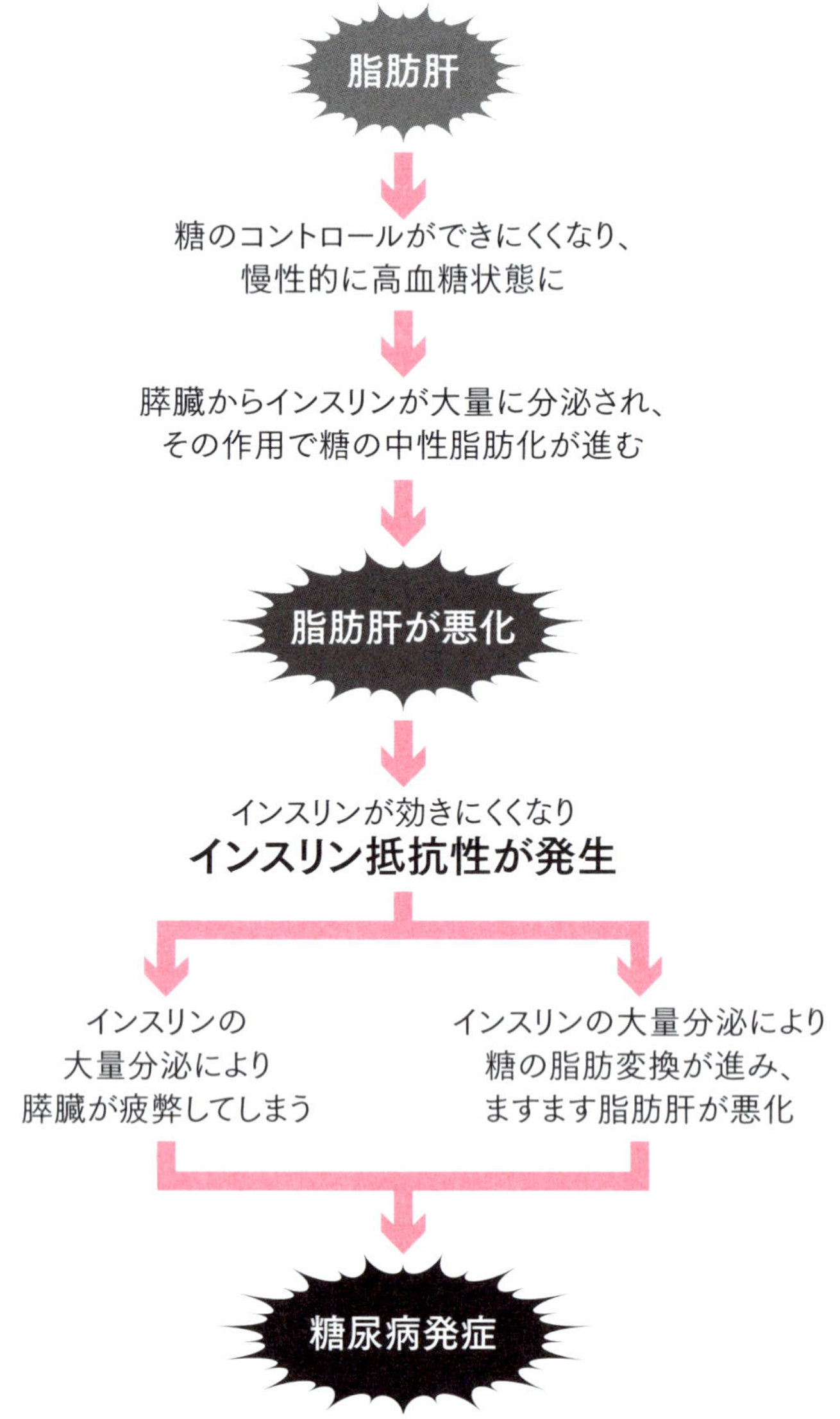
脂肪肝
糖のコントロールができにくくなり、
慢性的に高血糖状態に
膵臓からインスリンが大量に分泌され、
その作用で糖の中性脂肪化が進む
脂肪肝が悪化
インスリンが効きにくくなり
インスリン抵抗性が発生
インスリンの
大量分泌により
膵臓が疲弊してしまう
インスリンの大量分泌により
糖の脂肪変換が進み、
ますます脂肪肝が悪化
糖尿病発症

リンの糖の脂肪変換を促進する作用」は稼働し続けていて、そのため、インスリン抵抗性が起こると、日夜脂肪がつくり続けられ、さらに脂肪肝や肥満が悪化していってしまうようになるのです。そして、こうしたインスリン抵抗性による膵臓の疲弊や脂肪肝悪化が、糖尿病へと発展していってしまうわけです。

先にも述べたように、脂肪肝を放置していると、約10年後には糖尿病を発症するということが分かっています。言わばこれは、何年もの間、脂肪肝に対処せずにいるうちに、「**体内の糖をなかなか減らすことができず、一方、体内で脂肪がどんどん増え続ける**」という負のスパイラルが日々繰り返されてきたようなもの。つまり、こうした負のスパイラルによる体内状況悪化にいよいよ体が持ちこたえられなくなった結果が「糖尿病発症」へとつながっているのです。

なお、脂肪肝が進んで糖尿病になると、肝臓はあまりの多さに蓄えきれなくなった中性脂肪を糖に再変換して、血液中に放出するようになります。そうなれば、当然ながら、血液中の糖が増えてさらに糖尿病が加速するでしょうし、血中の過剰な糖によって血管が傷つけられ、糖尿病以外にもさまざまな疾患を呼び込むようになっていくでしょう。だから、「たかが脂肪肝」なんていう態度で甘く見て放っていると、そのうちじわじわと体が蝕まれ、やがて糖尿病になり、この先の人生で多くのつらい病気に悩まされるハメに陥りかねないというわけです。

脂肪肝は「心筋梗塞や脳梗塞など」を呼び込んでしまう

前にも触れましたが、私は「**脂肪肝はあらゆる病気の出発点であり、万病のもとだ**」と考えています。

74ページの図を見てください。これらの病気がすべて脂肪肝から始まっていると言っても過言ではないのです。お分かりのように、命を脅かす重大な病気につながることも少なくありません。

たぶん、みなさんがとくに気になるのは「動脈硬化性疾患」が多い点ではないでしょうか。

脂肪肝になると、肝臓から中性脂肪があふれ出し、血液中へ流出していくようになります。すると、血液は脂肪やコレステロールでドロドロ状態になり、血管の内壁に中性脂肪がこびりつきやすくなります。また、肝臓であふれた中性脂肪は糖としても血液中に流れ出し、増加した糖がさかんに血管を内側から傷つけるようになります。そして、こうしたトラブルが続くと、**血管が傷つき硬直化し、血流が滞りやすい状態になって、てきめんに動脈硬化が進行してしまう**ようになるわけです。

みなさんご存じのように、心臓の血管において動脈硬化が進めば、狭心症や心筋梗塞を起こすリスクが高まります。脳の血管において動脈硬化が進めば、脳梗塞、脳出血、くも膜下出血などを起こすリスクが高まります。脂肪肝によって動脈硬化を進ませてしまうと、こういった病気でいつ突然に命を落としたり人生を台無しにしたりする事態に陥らないとも限らないのです。

それに最近は、**認知症も脳の血流悪化が影響して起こる**ことが分かってきました。血液がドロドロ状態になると脳の細い血管の血行が阻害されて酸素や栄養が行き届かなくなり、神経細胞が破壊されてしまうことになります。それが認知症の発症につながることが分かってきたんですね。

この他にも、脂肪肝に端を発する血管や血液のトラブルは、高血圧、腎臓病、脂質異常症、痛風、歯周病などの病気にもつながっていきます。さらに、近年の研究では、大腸がん、乳がん、胃がん、膵臓がんのリスクファクターにも脂肪肝の名が挙げられるようになってきています。

まさに「万病のもと」。動脈硬化・メタボ系の病気をはじめ、血液や血管のトラブルで

● 脂肪肝は万病のもと

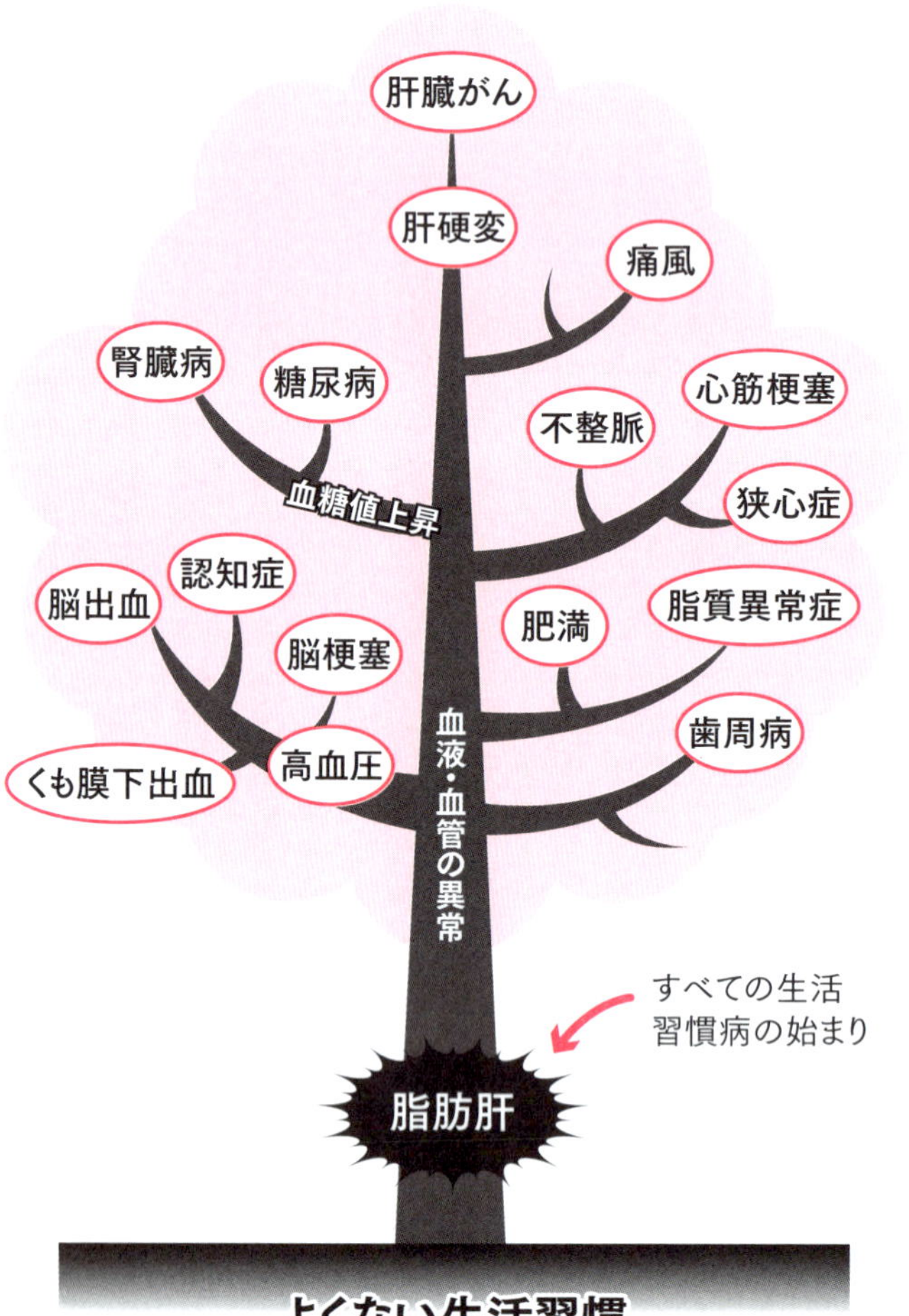

よくない生活習慣

糖質の多い食事、甘い飲み物の常飲、運動不足、早食いなど起こる**生活習慣病は、すべて脂肪肝からスタートしている**と言ってもいいのではないでしょうか。

もっとも、これは発想を変えれば、「脂肪肝さえ防いでおけば、ほとんどの生活習慣病の重篤化を防ぐことが可能になる」ということ。ですから、みなさんも糖尿病、メタボ系疾患、動脈硬化性疾患などの病気に悩まされることなく人生を送っていきたいのなら、まず脂肪肝の予防と治療に力を注ぐようにしてください。きっとそれだけで、みなさんのこれからの人生の健康の度合いは大きく違ってくるはずです。

「隠れて見えない糖質・果糖ブドウ糖液糖」に気をつけろ！

脂肪肝が万病のもとであり、普段から糖質を摂りすぎているといつこの病気になってもおかしくないということがお分かりいただけたでしょうか。

もっとも、みなさんの中には「**別に糖質を摂りすぎているわけでもないのに脂肪肝と診断されてしまった**」という人も多いのではないでしょうか。「ごはんやパン、麺類をたくさん食べているわけでもないし、甘いものをしょっちゅう食べているわけでもない……それなのに、なぜ？」というわけですね。

その理由をご説明しましょう。

おそらく、こうした疑問を抱いているみなさんは「普段、無意識に摂ってしまっている糖質」が多いのではないでしょうか。

じつは、現代においては、じつに多くの食品に「**隠れて見えない糖質**」が入っているのです。その「隠れて見えない糖質」の代表が「**果糖ブドウ糖液糖**」。この果糖ブドウ糖液糖が加えられた食べ物を普段から知らず知らず摂り続けた結果、「糖質の摂りすぎ状態」になっているのかもしれません。

果糖ブドウ糖液糖は、1960年代に開発された糖質です。「果糖」という名前がついていますが、フルーツはまったく入っていません。果糖ブドウ糖液糖はトウモロコシなどから甘み成分を抽出して人工的に精製した液体シロップであり、果糖の割合がブドウ糖よりも高いもののことを指します（果糖の割合が50％以上、90％未満）。この液体シロップはとても安価に大量生産をすることができるうえ、たいへん甘みが強く、いろいろな製品に混ぜやすいという特徴を備えています。そのため、甘いドリンク、お菓子、調味料、加工食品など、非常に多くの食品に加えられているのです。

ちょっと、果糖ブドウ糖液糖が加えられている身近な食品を思いつくままに挙げてみましょう。

清涼飲料水、スポーツドリンク、野菜ジュース、フルーツジュース、乳酸菌飲料、エナジードリンク、パウチゼリー、アイスクリーム、ゼリー、プリン、カップ麺、菓子パン、シリアル、クッキー、ドーナッツ、スナック菓子、カレーやシチューのルー、ソース、ケチャップ、ドレッシング、麺つゆ、焼き肉のたれ、焼き鳥のたれ、納豆のたれ、即席スープ、甘いヨーグルト、甘いアルコール飲料……。

これらの中にはみなさんが日常的に口に入れているものもたくさん見つけることができるはずです。

おそらく、「ごはんやパンなどの主食の摂りすぎは気をつけていたけれど、甘いドリンクや調味料にはまったく無防備だった」「スポーツドリンクや野菜ジュース、乳酸菌飲料とかは健康にいいものと思って毎日普通に飲んでいた」「いつも甘い缶チューハイを飲んでいたし、アイス、ゼリー、プリンなどのスイーツもよく食べていた」といった人も多いのではないでしょうか。

つまり、こういうふうに日々無自覚に摂っている果糖ブドウ糖液糖が積もり積もってか

● 果糖ブドウ糖液糖が加えられている食品の例

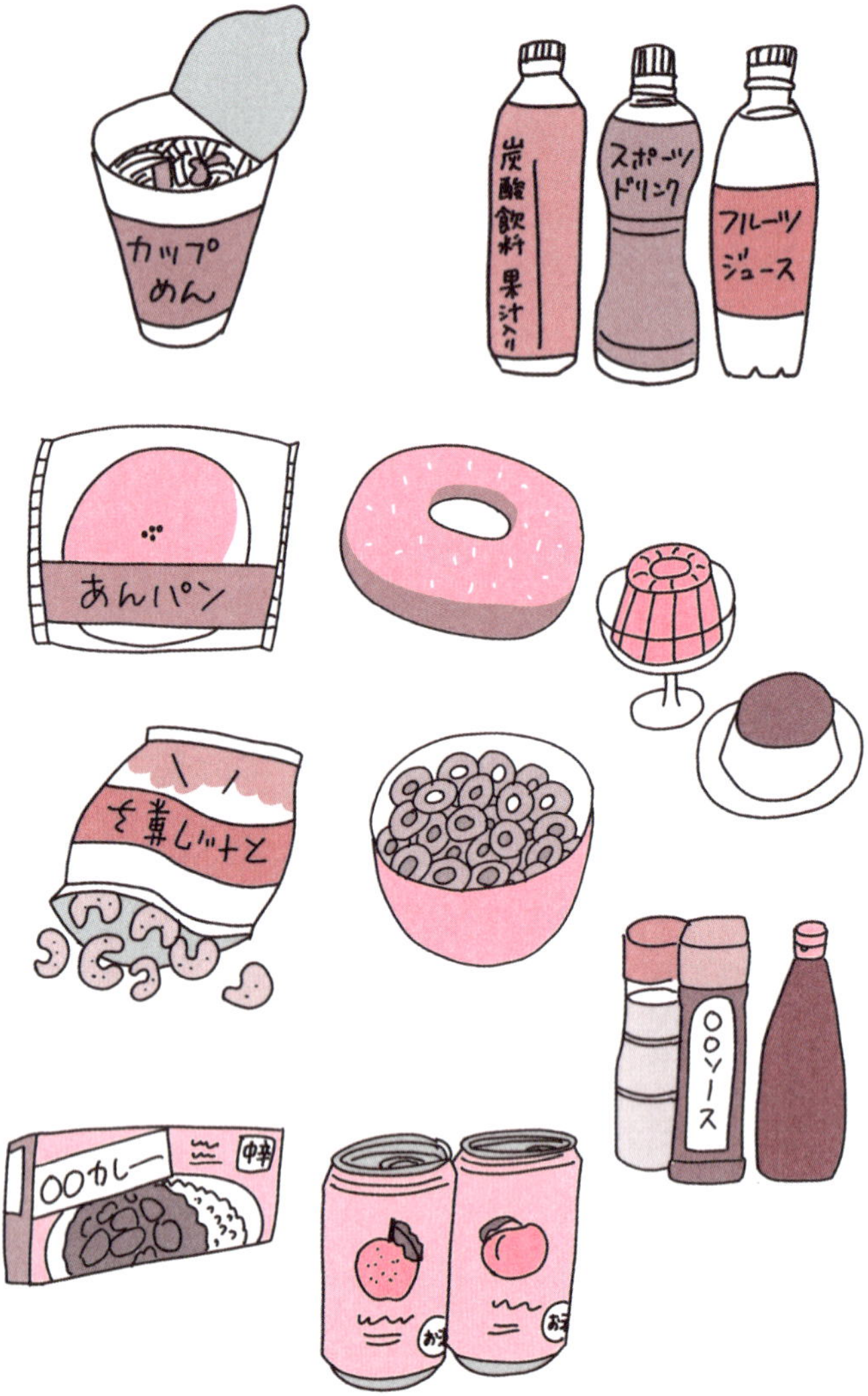

なりの量に達していると考えられるわけです。

果糖ブドウ糖液糖はスーパーやコンビニで売られている加工食品のほとんどに入っていると言ってもよく、これをすべてカットしようとしたら、食べられるものがなくなってしまうかもしれません。

ただ、全部をやめるというのではなく、**減らせそうなところを減らしていけばいい**のです。たとえば、「甘いドリンクを極力控えるようにする」「加工食品はなるべく買い物かごに入れないようにする」「買い物の際は食品ラベルを見て果糖ブドウ糖液糖が使われていないかどうかをチェックする」といったように、できるだけ摂取を減らす工夫や手立てを心がけるといいでしょう。

また、果糖ブドウ糖液糖は、普通の食生活をしていれば、ある程度は入ってきてしまうのが避けられません。だから、その「どうしても入ってきてしまう糖質の量」を見越したうえで、ごはんの量を少し控えめにするなど、**全体の糖質摂取量をコントロールしていく必要がある**のではないでしょうか。その具体策については次の章で改めて述べることにしましょう。

果糖の摂りすぎによって肝臓が壊れていく

なお、ここで「果糖」について解説しておきましょう。

私はもう何十年も前から「果糖の害」に着目し、「脂肪肝のいちばんの原因は果糖の過剰摂取にある」と言い続けてきました。

先にも少し触れましたが、果糖はさまざまな種類の糖質がある中でも「もっとも肝臓にダメージを与えやすい糖質」です。果糖は吸収が早いうえ、小腸から肝臓へダイレクトに運ばれていき、エネルギーとして利用されない余分な果糖はどんどん中性脂肪へと変換されていくことになります。前の章で「シャインマスカットを1週間食べ続けていたら、それだけで脂肪肝になってしまった」という患者さんの例を紹介しましたが、果糖を日常的に過剰に摂取していると、それくらいスピーディーに肝臓に脂肪がたまっていってしまうものなのです。

果糖はブドウ糖と違って血糖値も上げなければインスリン分泌も促しません。しかし、肝臓内のみで代謝されるため、普段から果糖を多く摂っていると、**ブドウ糖よりもはるかに大きな負担を肝臓にもたらす**ことになるのです。まさに、「果糖の摂りすぎが肝臓を壊す」と言ってもいいのではないでしょうか。

もっとも、たまにフルーツを丸のまま食べるくらいなら、別に大きな問題はないのです。ミカン、リンゴ、ブドウ、バナナ、イチゴなどのフルーツは、普通はそんなにたくさん食べられないものです。先ほどの患者さんの例のように毎日シャインマスカットを大量に食べ続けたりしたら話は別ですが、通常は、フルーツを一度に大量に食べたり、毎日フルーツだけを食べ続けたりはしないものですよね。つまり、果糖がたくさん含まれているフルーツも、デザートとして少量を摂るくらいなら肝臓へのダメージも少なく済むということ。「ミカン1、2個」「リンゴ1個」「バナナ1本」「イチゴ5個」といった常識的な量をたまに食べる程度であれば、まったく問題ありません。

ただ、**果糖ブドウ糖液糖として体内に入ってくる果糖は、わたしたちの肝臓にとんでもないダメージをもたらしている**と思ったほうがいいでしょう。たとえば、コーラやサイダーなどの甘い清涼飲料水には大量の果糖ブドウ糖液糖が入っているわけですが、こうした甘いドリンクは飲もうと思えばいくらでも飲めてしまいますよね。500㎖のペットボトルをゴクゴクッと飲み干したら、それだけで空恐ろしいくらいの量の果糖ブドウ糖液糖が入ってくることになるのです。

また、コンビニで菓子パン2個とプリン1個、オレンジジュース1本を買って食べたとしたら、やはり体に入る果糖ブドウ糖液糖は相当な量になるはず。とりわけ、果汁10

果糖が肝臓を壊すメカニズム

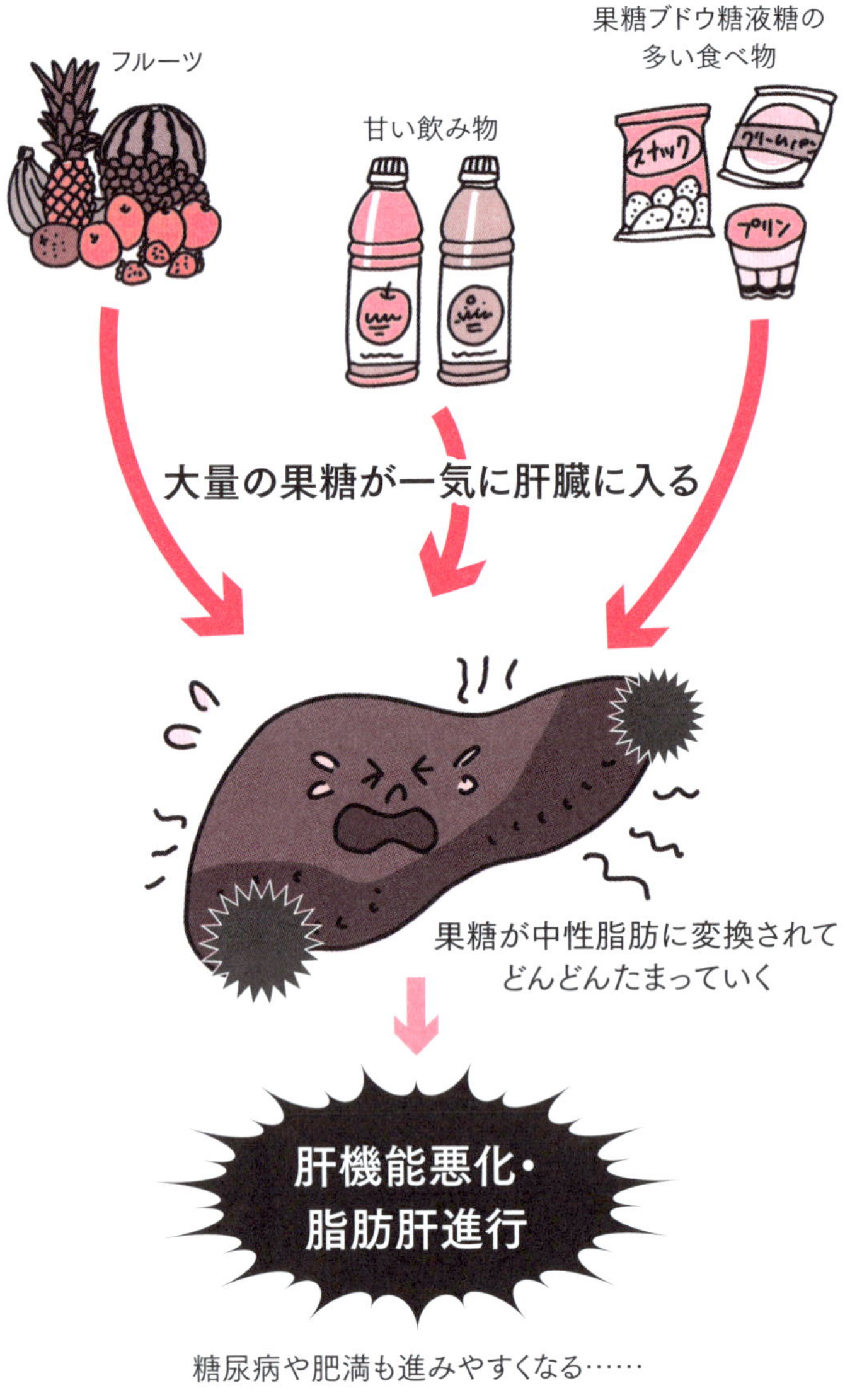
フルーツ
甘い飲み物
果糖ブドウ糖液糖の
多い食べ物
スナック
クリームパン
プリン
大量の果糖が一気に肝臓に入る
果糖が中性脂肪に変換されて
どんどんたまっていく
肝機能悪化・
脂肪肝進行
糖尿病や肥満も進みやすくなる……

0%オレンジジュースには500㎖にミカン3、4個分もの濃縮果汁が入っているとされていますし、なかには果糖ブドウ糖液糖が大量に入っているタイプもあります。もしそうしたジュースを一気にがぶ飲みしたとしたら、大量の果糖がどっと肝臓になだれ込んでくることになりますよね。

こういった「果糖漬け」「果糖まみれ」のような状況が続いたら、肝臓はたまったものではありません。肝臓は、次々に入ってくる果糖を次から次に脂肪に変えていく以外どうすることもできず、みるみるうちに脂肪がたまってパンパンにふくれ上がっていってしまうことになるでしょう。

もし、こういった食生活を何年にもわたって続けていたら、脂肪肝だけではなく、糖尿病や肥満が進んでしまい、さまざまな生活習慣病に見舞われるようになっていくのも時間の問題です。ですから、わたしたちは、こうした「果糖の害の怖ろしさ」を知識としてちゃんと知っておくべき。そのうえで、果糖ブドウ糖液糖を多く含んだ食品、とくに果糖ブドウ糖液糖を大量に含んだ飲み物に対しては、摂りすぎないよう十分な注意を払っていかなくてはならないのです。

肝臓が健康になると、全身が健康になる

この章ではここまで、脂肪肝という病気を放っていると、全身の健康が損なわれて多くのトラブルを招き寄せてしまうという点を中心に述べてきました。

ただ、脂肪肝を防いだり治したりするのは、わりと簡単です。次の章で具体的に紹介していきますが、糖質摂取を控えめにしたり、高血糖を防ぐ工夫をしたり、適度な運動を心がけたりしていけば、着実に肝臓から脂肪を追い出して健康を取り戻していくことが可能なのです。しかも、肝臓を回復させるポイントさえつかんでおけば、**医療の手を借りずとも自力で回復させていく**ことができます。

そして、肝臓が回復すると、〝劇的〟というくらいに全身の健康コンディションが上向くようになるでしょう。

先にも述べたように、肝臓は人の体の健康を底辺から支えている「縁の下の力持ち」のような臓器です。肝臓が復活をすると、しなやかな血管に栄養たっぷりの血液が流れ、体中のすみずみに栄養が行き届き、すべての臓器が調子よく働き出して、自然に体の底から元気や活力が湧き出してくるようになるのです。

それに、脂肪肝を撃退すると、内臓脂肪や皮下脂肪などの体脂肪も減って着実にやせて

きます。体重が減っておなかなどの無駄な脂肪が落ちてくると、自分のスタイルに自信が持てるようになり、体も軽くなってフットワークが軽くなってきます。そのせいもあってか、肝臓が回復することで、何歳も若返ったかのように輝いて見えるようになる人もたくさんいらっしゃいます。

さらに、肝臓が回復すると、代謝や解毒などの働きがスムーズに回るようになり、疲れがたまりにくくなったり、疲れてもすぐに回復したりするようになります。夜はよりぐっすり眠れるようになるでしょうし、日中はよりエネルギッシュに活動できるようになって、1日1日充実した日々を送れるようになるはずです。

それと、肝臓の回復によってわたしたちが得られる健康面でのいちばん大きなメリットは、やはり「**今後の人生における病気の不安や心配を払しょくできる**」という点ではないでしょうか。

これまでも述べてきたように、脂肪肝をちゃんと治せば、糖尿病をはじめ、**さまざまな病気の〝芽〟を未然に摘み取ってしまうことができます**。脂肪肝を治して肝臓を回復させておけば、血糖値も下がるし、血圧も下がるし、脂質やコレステロールなどの数値も安定してきます。糖尿病だけでなく、動脈硬化、心筋梗塞、脳梗塞などの血管系の病気への不安も大きく減らすことができるでしょう。

つまり、肝臓を健康にすると、全身を健康にすることができるのです。健康面にこんなにも多大なメリットがあるのにもかかわらず、何もしないまま放っているのは「人生における大きな損失」と言ってもいいのではないでしょうか。

ですからみなさん、今後の人生を長く健康に生きていくためにも、しっかり脂肪肝を撃退して肝臓をケアしていくようにしてください。

脂肪肝を撃退するためのポイントは次の章で具体的に紹介していきます。どれも簡単に実践できるものばかりですので、それらのポイントを守って、確実に肝臓を復活させていくようにしましょう。

肝臓大復活 成功事例❶

脂肪肝の原因はアルコールではなかった。おつまみを替えるだけで数値改善！（Aさん：40代男性）

1か月で
AST 53→38
ALT 89→63
γ -GTP
108→65

2年前、Aさんの肝機能数値は、AST34、ALT42、γ-GTP63でした。ところが、コロナ禍が明けて宴会が急に増えたためか、今年の数値がAST53、ALT89、γ-GTP108と大幅上昇。心配して私のクリニックに来られました。

ご本人はてっきりアルコールの飲みすぎが原因と思っていたようですが、私は「糖質の摂りすぎ」を指摘しました。ALTがASTよりも高いのは、糖質の摂りすぎが原因の脂肪肝によく見られる特徴。つまり、Aさんの肝機能悪化は、飲み会で糖質の多いつまみをたくさん食べていたせいだったのです。

そこで私は、ポテトサラダ、フライドポテト、焼きそばなどの糖質の多いつまみをなるべく控えるように指導。締めのお茶漬けやラーメンもやめるように伝えました。また、アルコールが進むと食欲増進作用が働いて、ついつまみを食べすぎてしまうので、アルコール量を30％減らすこともアドバイス。これらを守っただけで、Aさんは、1か月後、AST38、ALT63、γ-GTP65と見事に数値改善に成功しました。この飲み方を続けていけば脂肪肝から脱却することも容易でしょう。

肝臓大復活 成功事例❷

果物とフルーツジュースを控えただけで脂肪肝がみるみる改善（Bさん：30代女性）

1週間で
ALT
81→34

健康意識の高いBさんは、これまで健診で異常を指摘されたことは1度もありません。今回も1週間後の健康診断に備え、毎朝フルーツジュースを飲み、果物も積極的に食べて臨んだのだそうです。ところが、健診の結果、ALTが81もあり、脂肪肝を指摘されてしまいました。

慌ててクリニックにやってきたBさんに、私は果糖が脂肪肝の大きな原因になることを説明。とりわけフルーツジュースに多く含まれる「果糖ブドウ糖液糖」は吸収されやすくリスクが高いことを話しました。1週間後、Bさんはフルーツジュースと果物を控えただけで、ALTが34と速やかに改善しました。このケースは、一時的な脂肪肝の典型的な例と言えるでしょう。

第2章

超簡単！肝臓をよくする7つのポイント

脂肪肝撃退のスローガンは「歯よりスター(ア)ト」

脂肪肝は、通常、長い年月をかけて少しずつじわじわと形成されるものです。食事で糖質を多めに摂ってしまっている習慣が1日1日積み重なって、肝臓への脂肪蓄積につながっていくわけです。

こうした長年の生活習慣は短期間で全部一気に変えようと思っても難しいでしょう。生活に深く染み込んでしまっている習慣を、「さあ、明日から全部変えるぞ」といっても続かないに決まっています。

では、脂肪肝を撃退して肝機能を復活させるため、どうやって食習慣などを改善していけばいいのでしょう。

それには、**「変えるべきポイント」を絞る**ことです。

日々の生活に根づいた習慣を変えていくには、まず「ここをこういうふうに変えればいいというポイント」を明らかにしなくてはなりません。具体的に、何をどう変えるのかのポイントが見えていれば、いつもの習慣を多少調整するだけで済んで、大きな労力をかけずとも着実に実行していけるものなのです。

そして、じつは、脂肪肝を治して肝臓を回復させていくには、「ここに絞ってほんのちょっと習慣を変えてケアしていけば、それだけで大きな効果を上げられるというポイント」が存在するのです。

そのポイントは7つあります。この7つのポイントをしっかり守って習慣を改善していけば、もうそのセルフケアだけで十分に脂肪肝を克服することができると言っていいでしょう。

しかも、私は、これらの7つのポイントを日々の生活の中で実践しやすいように、分かりやすいスローガンにしてまとめています。その7つのポイントをまとめた目標スローガンが、次の「歯よりスター（ア）ト」です。

「歯」……歯磨きをしっかり

「よ」……よく噛んでゆっくり食べる

「り」……緑茶を飲む

「ス」……スロースクワット&ウォーキングを習慣に

「タ」……高カカオチョコレートを食べる

「ー（ア）」……甘い飲み物を控える

「ト」……………糖質摂取を控えめにする

一見すると、「どうして歯磨きが肝臓に関係するのか」「どうしてチョコを食べるといいのか」など、いろいろと疑問が湧くかもしれません。こうした理由については、これから順次説明していくことにしましょう。

とにかく、この「歯よりスター（ア）ト」は、長年肝臓の医療に携わってきた私が試行錯誤の末にようやくたどり着いた**「肝臓セルフケアの究極の目標ポイント」**だと思ってください。

また、これら7つを実践していただければ、肝臓をよくするだけでなく、健康的にやせることにもつながっていきます。「歯よりスター（ア）ト」は、肝臓復活だけでなく、健康的ダイエットのスローガンとしても、大いに力を発揮するのです。

それに、結果を出すのにたいして時間もかかりません。**ALT30オーバーで脂肪肝と診断されている人なら数週間から1か月、隠れ脂肪肝の人ならほんの1週間程度で肝機能を正常状態に戻すことができる**でしょう。しかも、体力や努力を必要としたりつらい我慢を強いられたりすることもないので、そんなにがんばらずとも、すんなりと肝臓回復やダイエットの目標を達成できるはずです。

つまり、「歯よりスター（ア）ト」をスローガンに掲げて7つのポイントを実践していくことが「肝臓の健康回復」や「ダイエット」を成功させるいちばんの近道になるということ。ぜひみなさんも、これから述べる内容を頭にインプットして、日々セルフケアとして実践するようにしてください。そして、「肝臓をよくする」「健康にやせる」というふたつの目標を同時に叶えるようにしていきましょう。

ポイント1 歯：歯磨きをしっかり

歯周病を治す習慣は、じつは脂肪肝を治すのに必要不可欠だった

歯周病は、「口の中だけの問題」と捉えられがちですが、そうではありません。歯周病を放っていると**歯周ポケットが深くなり、毛細血管から歯周病菌が入りやすくなります**。すると、歯周病菌やそれらがもつ毒素が血流に乗って体中に広がり、全身の臓器に炎症などの悪影響をもたらすようになるのです。

また、歯周病菌の慢性炎症の部位からは、炎症性サイトカインという物質が産生されます。これらの細菌や毒素、炎症性サイトカインなどが他の臓器で炎症や障害を引き起こす

ことで、糖尿病、動脈硬化、心臓病、脳卒中、認知症といった多くの病気のリスクが高まるとされているんですね。

もちろん、脂肪肝をはじめとした肝臓の病気も例外ではありません。炎症性サイトカインはインスリンの働きを阻害することが分かっていて、これにより高血糖状態が進み、肝臓において余分なブドウ糖の中性脂肪化が加速してしまうようになるのです。すなわち、**歯周病を放っていると、脂肪肝も進みやすくなってしまう**というわけです。

また、近年は、歯周病菌が食べたものと一緒に消化管に入り、腸にまで届いて腸内環境を乱すことが、病気を引き起こすきっかけになるという研究も報告されています。歯周病菌が腸内に入ると、腸内細菌叢のバランスが乱され、腸内から細菌や内毒素がもれないようにするバリア機能が低下してしまいます。すると、血中の内毒素レベルが上昇し、肝機能に悪影響をもたらすようになるのです。

さらに、最近の研究では、歯周病菌が腸内細菌叢を変えることで、骨格筋の代謝異常が起こって、**筋肉の脂肪化が進みやすくなる**ということも指摘されています。これは(肝臓だけでなく)、筋肉の隙間に脂肪がたまっていき、〝サシの入った霜降り肉〟のような状態になりかねないということ。もし、これが悪化したら、筋肉が弱ってサルコペニア(筋肉減少症)やフレイル(虚弱・寝たきりの一歩手前)なども進行してしまうかもしれません。

このように、歯周病菌を甘く見て放っていると、肝臓はもちろん、体のさまざまな臓器に多くの問題が引き起こされるのです。では、こうした歯周病によるトラブルを防ぐにはどうすればいいのでしょう。

もちろん、いちばんの解決策は「歯磨き」です。もっとも、ただ漫然と磨けばいいわけではありません。

おすすめは「**起床直後**」と「**就寝直前**」にしっかり歯磨きをする習慣をつけることです。歯周病菌は就寝中に増えやすく、朝、歯を磨かないまま食事をすると、食べ物と一緒に歯周病菌が体内に入ってしまうリスクが高まります。だから、「口の中の細菌を体内に入り込ませない」ためにも、起床直後と就寝直前にしっかりていねいに磨くことが重要なのです。もちろん、食事を摂った後の歯磨きも大切ですが、起床直後にしっかり磨いていれば、朝食後の歯磨きは軽く済ませるのでも構いません。

なお、歯磨きの際、歯と歯の間、歯と歯茎の境目にたまったプラークは歯ブラシだけでは落としきれないので、歯間ブラシやデンタルフロスなどを併用して磨くといいでしょう。

また、**「舌磨き」も1日1回は必ず行なってください**。舌の上は口の中でもいちばん細菌が繁殖しやすい場所です。舌の上に細菌が繁殖して白い苔状になる「舌苔《ぜったい》」は、放ってい

● 歯磨きは「起床直後」と「就寝直前」に

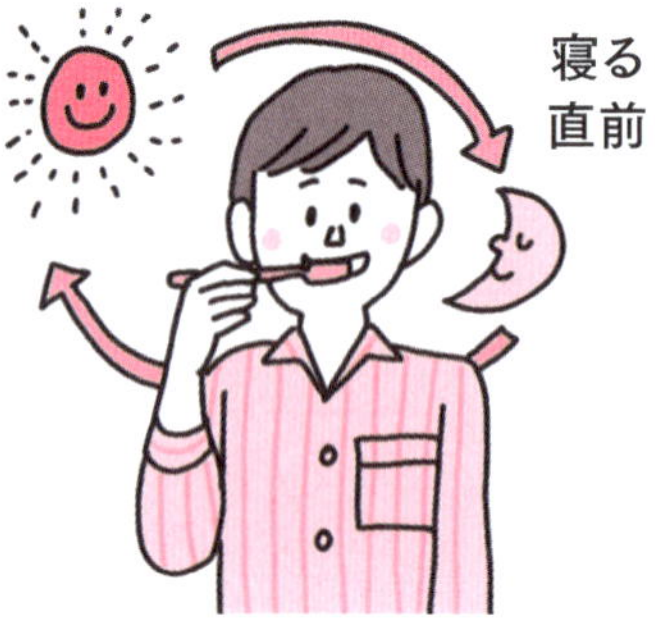

就寝中にたまった歯周病菌を朝イチで落とすのがポイント。

寝る直前に磨いて歯周病菌の増殖を防ぐ。

歯ブラシの持ち方

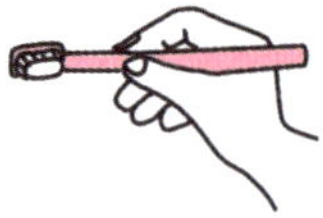

鉛筆やペンと同じ持ち方で軽く握って磨く。

歯間ブラシやフロスも使って

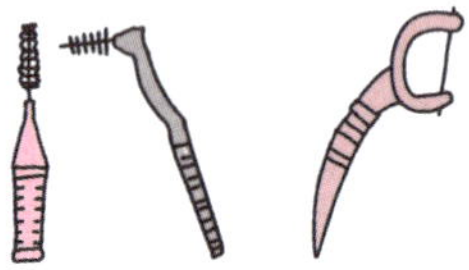

● 舌磨きのやり方

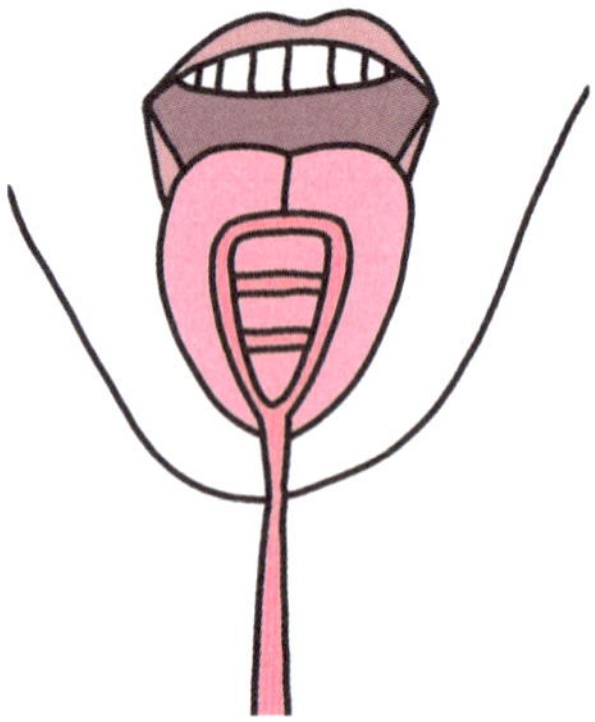

舌の上から下へ
一方向に引くようにこする

舌磨きのポイント

- 舌磨き専用のブラシを使う
- 1日1回でOK
- 奥から手前へなでるようにこする

ると口臭の原因にもなります。磨く際は、舌磨き専用の舌ブラシを使ってください。鏡を見ながら舌を思い切り前に出して、舌苔のついている箇所を確認しつつ、必ず奥から手前に磨きましょう。これを習慣づけるだけで「口の中の細菌の巣」をきれいにできるはずです。

それと、どんなに歯磨きをがんばっていても、口の中のすみずみまで完全に清掃するのは難しいものです。定期的に歯科医院に通って、歯石除去、フッ素塗布、クリーニングなどを行なうようにしてください。つまり、セルフケアだけでなくプロフェッショナルのケアを併用してこそ、完璧な歯周病予防になるということ。そうした予防対策が、ひいては脂肪肝を防いだり体重を減らしたりすることへつながっていくのです。それこそ、肝臓をよくするのも、健康的にやせるのも「歯よりスタート」というつもりで歯周病対策に力を注ぐようにしてみてください。

ポイント2 よ：よくᚤんでゆっくり食べる

早食いは血糖値を急上昇させて、脂肪肝を加速させる大きな原因になる

ふたつめのポイントは「よく噛んでゆっくり食べる」です。

〝なーんだ、そんなことか〟と思う方もいらっしゃるかもしれませんが、じつは、これは肝臓の健康を回復させるためにも、太り気味の体をやせさせるためにも、非常に重要なポイントなのです。

逆に言えば、**「早食い」は、脂肪肝や肥満を促進する大きな原因**となります。ろくに噛まずに早食いをしていると、血糖値が急上昇しやすくなります。そして、血糖値が急激に上がればインスリンも大量に分泌されて、それによって余分なブドウ糖の中性脂肪への変換が進んでしまうことになる。これにより、肝臓に脂肪がたまったり肥満が進行してしまったりするようになるわけです。

それに、「食べた」という信号が脳の中枢に送られて満腹感を感じるまでには、食べてから約20分かかるとされています。10分や15分で食べ終わっていては、満腹感を覚える前に食べ物をかき込んでしまっていることになり、そのため、つい食べすぎてしまうことになるのです。太った人には「早食い」「ドカ食い」をする人が多いものですが、普段からこうした食べ方をしていては、脂肪蓄積が着実に進んで太ってしまうのも当然の流れだと言えるでしょう。

ですから、脂肪肝や肥満を防ぐには、「よく噛んでゆっくり食べる」ことを習慣づけるのが不可欠なのです。

その「習慣づけ」の方法として、私は、「1口に30回嚙む」ことをおすすめしています。**1回の食事では1500回ほど嚙んで、ゆっくり食べるのが理想**です。ヨーロッパでは、食事の時間をゆっくり会話をしながら楽しむのが普通であり、2時間かけて夕食を摂ったり、昼食にも1時間かけたりする場合が少なくありません。まあ、そこまで時間をかけなくてもいいですが、よく嚙みながら、食事をゆっくり味わって楽しむようにするといいでしょう。

それに、よく嚙んで食べていると唾液の分泌がよくなり、歯周病を防ぐことにつながります。唾液には糖質を分解して消化しやすくしたり、食べたものを飲み込みやすくしたりする以外に、口の中を殺菌する働きもあるのです。歯周病が脂肪肝や肥満への促進因子になるのは「ポイント①」で述べた通りですが、日々よく嚙んで唾液分泌を促していると、そうしたリスクの減少に役立つことになります。

私は、「よく嚙んでゆっくり食べる」をしっかり習慣づければ、それだけで**かなりの生活習慣病を減らせる**とさえ考えています。決して大げさではなく、「早食いをしているか／よく嚙んでゆっくり食べているか」の習慣の違いは、わたしたちの体にそれくらい大きな影響をもたらしているのです。

ポイント3 り：緑茶を飲む

脂肪肝を防ぐには「緑茶の効果」を生かすのがおすすめ

「脂肪肝や肥満がちょっとでも気になるなら、飲み物はお茶一択にしてください」――私は、クリニックを訪れた患者さんによくそう話します。

広く知られるように、緑茶には多くの健康効果があります。緑茶には、渋みや苦みの元になる「カテキン」というポリフェノールが豊富に含まれていて、この「茶カテキン」がじつに多様な「うれしい効果」をもたらしてくれるのです。

まず、茶カテキンには、**脂肪の燃焼を促す作用**があります。最近の研究で、高濃度の茶カテキンを継続摂取すると、肝臓や筋肉における脂肪代謝が活発になって、脂肪燃焼が促されることが明らかになっているのです。だから、日々「濃い緑茶」を飲むのを習慣にしていれば、脂肪の燃焼が促進されて、脂肪肝や肥満の解消に向けて好影響が期待できるというわけです。

また、**茶カテキンには、糖の吸収をゆるやかにして、食後の血糖値の急上昇を抑える働き**もあります。血糖値の急上昇を防げれば、インスリンが分泌される量も少なくて済みますので、インスリンによって余分な糖が中性脂肪に変換されるのを抑えられることになります。すなわち、これにより肝臓や内臓周りへの脂肪蓄積が抑えられ、脂肪肝や肥満を防ぐことにつながっていくのです。

さらに、茶カテキンには、抗菌作用や抗炎症作用もあります。歯周病や虫歯を防ぐ作用も期待できるので、「ポイント①」で述べた歯周病によるトラブルやリスクを減らすことにつながるはずです。「お茶うがい」をすれば、インフルエンザなどの感染症の予防にも役立つでしょう。

それに、緑茶には、**茶カテキン以外にもビタミンCやβ-カロテンなどの抗酸化作用の高い成分が豊富**です。こうした強力な抗酸化作用には、動脈硬化を予防したり認知症を予防したりする効果も期待していいでしょう。緑茶に多いアミノ酸の一種・**テアニンには、神経をリラックスさせたり血圧を安定させたりする作用**も期待できます。

このように、緑茶は健康効果が盛りだくさんであり、こうした多くの効果を生かさない手はありません。

では、こうした効果を十分に引き出すには、どんな摂り方をすればいいのか。

私は、ペットボトルの緑茶を飲むのであれば、1日に500㎖ボトルを1本以上飲むこ

緑茶の効果

ペットボトルのお茶の場合

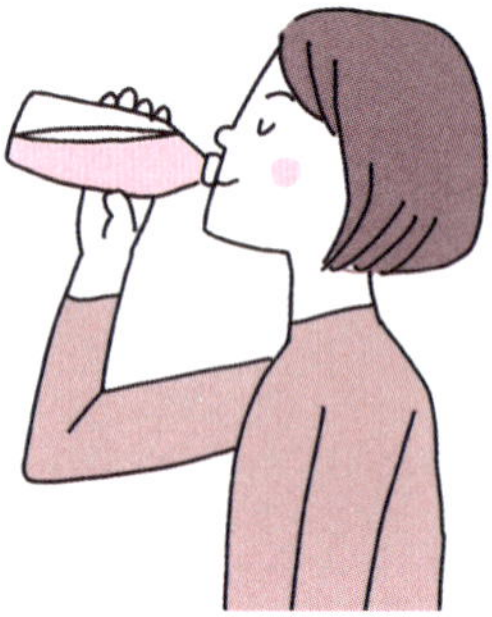

- 1日ペットボトル1本分（500ml）を飲む
- 1日3食の食前に100ml飲む
- なるべく濃い緑茶を選ぶ
- 1日かけて小まめに飲む

急須で入れたお茶の場合

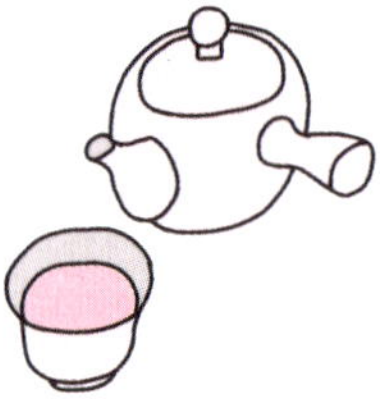

- お湯を注いで1～2分おいてから飲む
- 残った茶葉を食べるのもおすすめ！
- 茶葉を食べる目安は1日に3g

↓ 習慣にしていると……

- 茶カテキンが脂肪の燃焼を促進
- 茶カテキンが糖の吸収をゆるやかにして血糖値の急上昇を抑える
- 抗菌作用・抗炎症作用により歯周病や虫歯を防ぐ

↓

脂肪肝や肥満を防ぐことにつながる

とをおすすめしています。ブレンド茶ではなく、なるべく茶カテキン成分の多い「濃い緑茶」を選んでください。そして、それを**1日3回の食事前に100㎖を目安に飲み、残りは1日かけて小まめに飲む**ようにするといいでしょう。食事前に飲めば、食後の血糖値上昇抑制効果をより引き出すことができます。

一方、急須で緑茶を入れる場合は、茶葉を入れた急須にお湯を注いで、1~2分おいてから飲むようにします。なお、**お茶を飲んだ後に、急須に残った茶葉を食べるのもたいへんおすすめ**です。茶葉にはカテキンをはじめとした多くの栄養成分が残っているため、これを食べると、先に紹介したさまざまな健康効果の恩恵をよりいっそう受けられることになるのです。

食べる目安は1日に1回3g。そのまま食べても構いませんが、酢醤油などで簡単な味付けをして野菜感覚で食べるのがいいと思います。また、調味料で味付けした茶葉を煮て、塩昆布やじゃこ、削り節などと合わせてもおいしくいただけます。こうした工夫をしながら、緑茶の栄養成分をなるべく無駄なく摂るようにしていくといいでしょう。

ポイント④ ス：スロースクワット&ウォーキングを習慣に

脂肪肝悪化を防ぐには、筋肉量をキープすることも必要

4つめのポイントは「運動」です。おそらく、「運動」と聞くと、それだけで「つらい」「苦しい」「続かない」といったワードを連想して尻込みしてしまう人もいらっしゃるかもしれません。

しかし、そういった心配は無用です。**脂肪肝を撃退するのに、必ずしも激しい運動は必要ありません**。「ごく簡単な筋トレ」と「軽い有酸素運動」を組み合わせて行なえば、それだけで十分。これなら、運動に対して苦手意識を持っている人でも続けることができ、十分な効果を上げることができるはずです。

筋トレには筋肉量をキープしたり増やしたりする効果があり、ウォーキングなどの有酸素運動には酸素を取り込みながら脂肪を燃焼させる効果があります。そして、筋トレにより筋肉量が増えて基礎代謝がアップすると、有酸素運動でのエネルギー消費が高まって、より効率的に脂肪を燃焼させられるようになるのです。つまり、体脂肪を減らしていくには、このふたつの運動を組み合わせて行なうのがおすすめだというわけです。

では、具体的にどんな運動メニューを行なえばいいのか。まず、簡単な筋トレは「スロースクワット」をおすすめします。

筋肉量をキープしたりアップしたりするには、体の中の「大きな筋肉」を刺激する必要があるのですが、そうした大きな筋肉は下半身に集中しています。スロースクワットは、それらの大きな筋肉（太ももの大腿四頭筋、お尻の大臀筋《だいでんきん》、足の後ろのハムストリングスなど）を総合的に鍛えることができるのです。

スロースクワットのやり方は、次の通りです。

① 腕を体の前でクロスして、足を肩幅より少し広めに開いて立つ
② 5秒かけてゆっくりひざを曲げて腰を落とす
③ 動きを止めず、すぐに5秒かけてゆっくりひざを伸ばし、上体を上げる
④ ①の姿勢に戻ったら、休まずに②と③を5回繰り返す

これで1セット終了です。1セット行なっている間は、動きを止めることなくゆっくり力を入れ続けるのがコツ。余裕がある方は、10秒間休んだ後、2セット目を行ない、さら

● スロークワットのやり方

1 腕を体の前でクロスして、足を肩幅より少し広めに開いて立つ

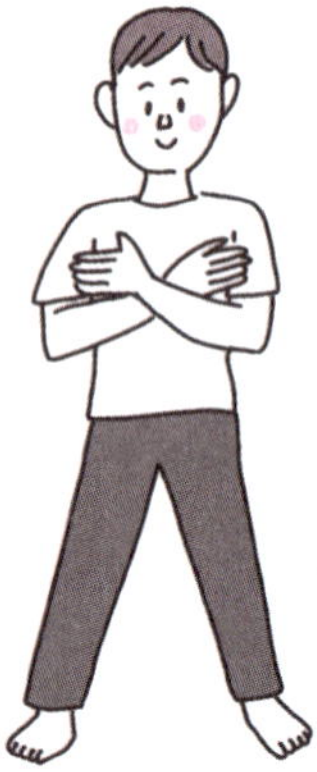

2 5秒かけてゆっくりひざを曲げて腰を落とす

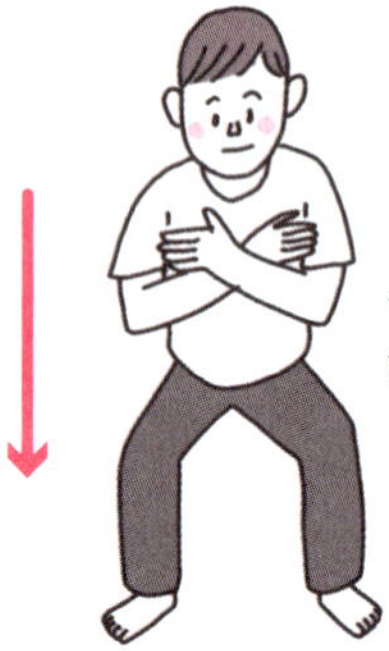

3 すぐに5秒かけてゆっくりひざを伸ばし、上体を上げる

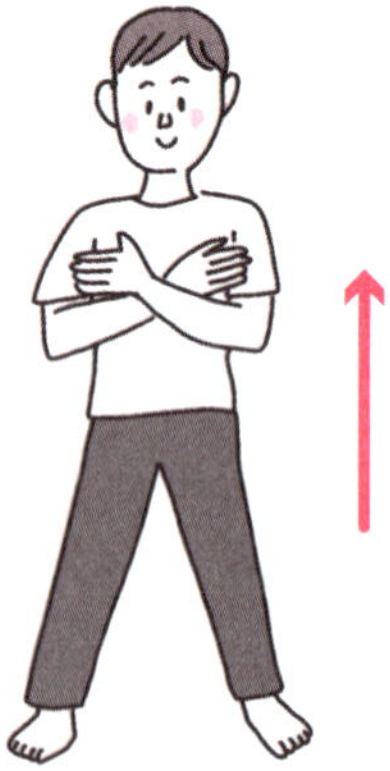

高齢の人、足腰が弱い人はイスにつかまって

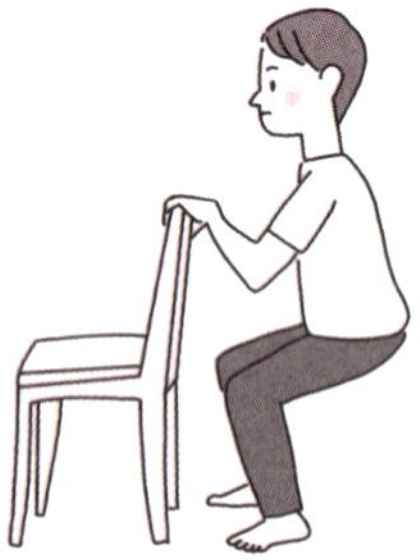

4 **1**の姿勢に戻ったら、休まずに**2**〜**3**を5回繰り返す（1セット終了）

2〜3セットを朝晩の1日2回行なうのがおすすめ

に10秒休憩の後3セット目を行なってください。この全3セットを朝と晩の1日2回行なうのが理想です。高齢の方や足腰が弱り気味の方は、体の前にイスを置き、イスの背につかまりながら行なうといいでしょう。

ちなみに、**筋肉量が減ってくると肝臓にも悪影響が出る**ことが知られています。「肝臓」と「筋肉」は両者ともに「グリコーゲンを一時保管する貯蔵庫」であり、「余分な脂肪がたまりやすい場所である」という点でも共通しています。つまり、両者ともに体内の余剰エネルギーのストック場所として利用されているわけです。

ところが、筋肉量が少なくなってくると、こうした余剰エネルギーの貯蔵庫が減ってしまうことになり、貯蔵庫が減った分の「しわ寄せ」が肝臓に向かってしまうようになるのです。すなわち、筋肉量が少なくなると、脂肪肝がよりいっそう進みやすくなる事態につながりかねないわけですね。

ですから、脂肪肝の悪化を防いでいくためにも、日々筋トレを行なって筋肉量をキープしたりアップさせたりすることが大切。とりわけ、高齢になると筋肉量の低下が進みやすくなるので、スロースクワットなどの筋トレを習慣づけて、筋肉量維持やアップに努めていくようにしてください。

次に、有酸素運動です。こちらはやはり、もっとも手軽で効果の高い「ウォーキング」をおすすめします。

ウォーキングなら、好きな時間に好きな場所を歩くだけであり、特別な道具も必要なく、自分のペースで行なうことができます。ただ、有酸素運動としての効果をより高めるには、次のような点を意識してください。

・**背すじを伸ばして**正しいフォームで歩く
・いつもより歩幅を広くして**速めのスピード**で歩く
・**1日に20分以上**を目標に歩く

とくに大切にしてほしいのはフォームです。普段、家事の手仕事やデスクワークをしているとついつい猫背になってしまいがちです。しかし、背中を丸めたフォームで歩いていると腕が十分に振れず、スムーズに足を運べなくなってしまいます。だから、意識して背すじをまっすぐに伸ばし、腕を前後によく振って歩くようにしてください。頭のてっぺんを空から引っ張り上げられているようなつもりで歩くと、背すじがしっかりと伸びたよいフォームになると思います。

また、歩幅をいつもより広めにとって、かかとから着地してつま先全体で地面を蹴るように意識してください。そうすれば、自然にスピードが上がってスタスタとリズミカルに

ウォーキングのコツ

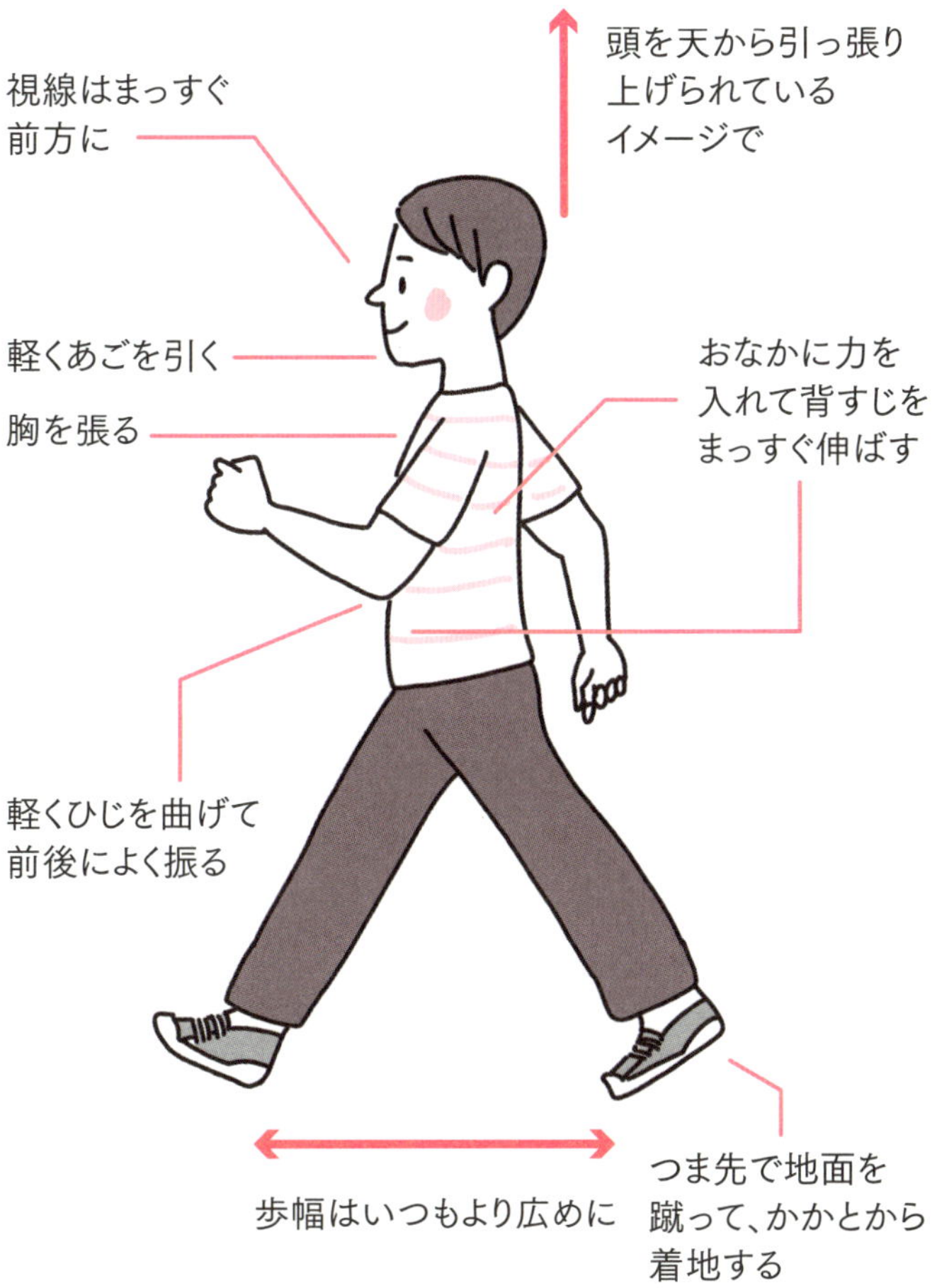

頭を天から引っ張り
上げられている
イメージで
視線はまっすぐ
前方に
軽くあごを引く
胸を張る
おなかに力を
入れて背すじを
まっすぐ伸ばす
軽くひじを曲げて
前後によく振る
歩幅はいつもより広めに
つま先で地面を
蹴って、かかとから
着地する

目標

- **1日20分以上のウォーキング**
- **日常生活の歩行も含めて「1日8000歩」**

歩けるはずです。無理に早足にする必要はありませんが、少し汗ばむくらいのペースを心がけるといいでしょう。

歩く時間の目標は1日20分以上。20分が難しい場合は10分からスタートするのでも構いません。歩数は、日常生活の歩行も含めて「**1日8000歩**」を目標にするといいでしょう。買い物に行く際にスーパーまで歩いてみたり、仕事帰りに手前のバス停で降りて歩いてみたりといった工夫をすれば、8000歩のクリアはそれほど高いハードルではないはずです。歩数の計測には、歩数計をつけてもいいですし、いまは歩数を自動計測してくれる無料スマホアプリもあります。こうした機器をうまく使って自分の日々の歩数を計測管理しながら続けていくのがおすすめです。

なお、「忙しくてなかなか運動の時間がとれない」という方も多いと思いますが、そういう方は、**隙間時間をうまく使って体を動かす**ようにしてはどうでしょう。

筋トレにしても、ウォーキングにしても、「ちょっと空いたとき」や「何かのついで」に行なうように意識していれば、日々チリツモ式に積み重なってかなりの効果へとつながっていくはずです。

たとえば、エレベーターを待っているときに5回ほどスクワットをしてみるとか、電車内で吊革につかまりながら、かかとを上げ下げしてふくらはぎを鍛えるとか、仕事中、わざわざ違う階のトイレに行って階段の上がり下りで足腰を鍛えるとか、昼食のときはちょっと遠めの定食屋さんへ行って、その行き帰りに速歩をしてみるとか……。こういった「隙間時間トレーニング」を心がけていれば、自然に日常の活動量やエネルギー消費量が増えてくるでしょう。そして、こうした小まめな運動の積み重ねは、脂肪肝の改善やダイエットにも少なからず好影響をもたらしてくれるはずです。

ポイント5 タ：高カカオチョコレートを食べる

血糖値の上昇を抑え、脂肪が減って、脂肪肝解消に大きな効果を発揮！

じつは、私のクリニックにいらっしゃる脂肪肝の患者さんは、9割方の人が高カカオチョコレートを食べるのを習慣にしています。そして、これによりほぼすべての方が脂肪肝解消に成功されています。

「いったい、どうして？」「チョコなんか食べたら逆に脂肪が増えて太るんじゃないの？」と、不思議に思う方もいらっしゃることでしょう。

もちろん、どんなチョコレートでもよいというわけではなく、甘いチョコを食べすぎれば太ってしまう可能性もあります。脂肪肝や肥満の解消をサポートしてくれるのは、カカオ含有量が70％以上の「高カカオチョコレート」と呼ばれるタイプです。すなわち、肝心なのは、原材料のカカオの量。なるべくカカオ含有量が多いチョコレートを摂るようにして、カカオに含まれる有効成分の「カカオポリフェノール」の効果を十分に引き出していくことが大切なのです。

このカカオポリフェノールとは何者なのかというと、そもそも**ポリフェノールとは植物が持つ色素や苦みの成分で、強い抗酸化作用がある**のが特徴です。カカオポリフェノールの抗酸化作用もたいへん強力であり、この作用により体内の活性酸素を除去する効果が期待できます。

活性酸素は細胞などを酸化させて病気や老化の原因となる物質です。一例を挙げれば、肝臓にたまった脂肪が活性酸素と結びつくと、有害な過酸化脂質への変質が進み、さらに肝機能が悪化してしまうことが分かっています。つまり、カカオポリフェノールの効果によって活性酸素を少なくできると、脂肪肝の予防や改善にもつながるというわけです。また、カカオポリフェノールには、**インスリン抵抗性を改善する働きもあり、血糖値の急激な上昇を防ぐのにも大いに役立ってくれます**。

それに、カカオは食物繊維が豊富であり、食物繊維にも糖の吸収をゆるやかにして食後の血糖値上昇を抑える効果が期待できるのです。食後の血糖値が抑えられると、インスリンの分泌も安定するため、ブドウ糖の中性脂肪への変換が抑えられ、肝臓などに余分な脂肪が蓄積する流れに歯止めをかけられることになります。

さらに、食物繊維が多いということは、便秘の解消にも有効だということ。便秘が続くと腸内環境悪化によって発生した毒素が血中に入り、その毒素の解毒役をつとめる肝臓に大きな負担がかかることになります。これは、高カカオチョコレートによって便秘を解消すれば、同時に肝臓の負担も軽くなるということ。そういう点でも、高カカオチョコレートの摂取は、肝臓にプラスの効果をもたらしてくれるのです。

そのほか、高カカオチョコレートには、「抗ストレス作用がある」「歯周病予防にも役立つ」「セロトニンをアップして心を落ち着かせる」「空腹感がおさまる」「コレステロール値を整える」「がんや動脈硬化の予防にもなる」といったように盛りだくさんの効果が期待できます。

つまり、単に脂肪肝や肥満の予防・改善に役立つというだけでなく、**高カカオチョコレートには、人の健康の力を内側から底上げしてくれるようなパワーが宿っている**のです。脂肪肝や肥満の人はもちろんですが、そうでない人も、こうした健康パワーを活用しない手はないのではないでしょうか。

では、どのような摂り方をすれば、高カカオチョコレートの多様な効果をうまく引き出していくことができるのでしょう。

市販の高カカオチョコレートには、「70%」「80%」「90%」といったように、さまざまなカカオ含有量のものがあります。そのうち、私がよく患者さんにおすすめするのは70%くらいのチョコレートです。80%、90%でも構いませんが、なかには「苦すぎる」という人もいらっしゃいます。効果はさほど変わらないので、長続きさせるためにも自分の口に合うタイプを選ぶようにするといいでしょう。

また、市販の高カカオチョコレートは、「1枚5gずつ」で分包されていることが多いのですが、私は、この**「1枚5g」を朝昼晩の食事の前に食べ、できれば日中の食間にも食べる**食べ方を推奨しています。

つまり、「朝食の前に1枚5g」「朝と昼の食間に1枚5g」「昼食の前に1枚5g」「昼と夜の食間に1枚5g」「夕食の前に1枚5g」——。このように、**計25gを5回に分けて食べる**のが最適となります。仕事が忙しいときなどは「食間の2回分」は省略しても構いませんが、「朝昼晩の食前3回」はルーティーン化してできるだけ続けていくようにし

高カカオチョコの効果と食べ方

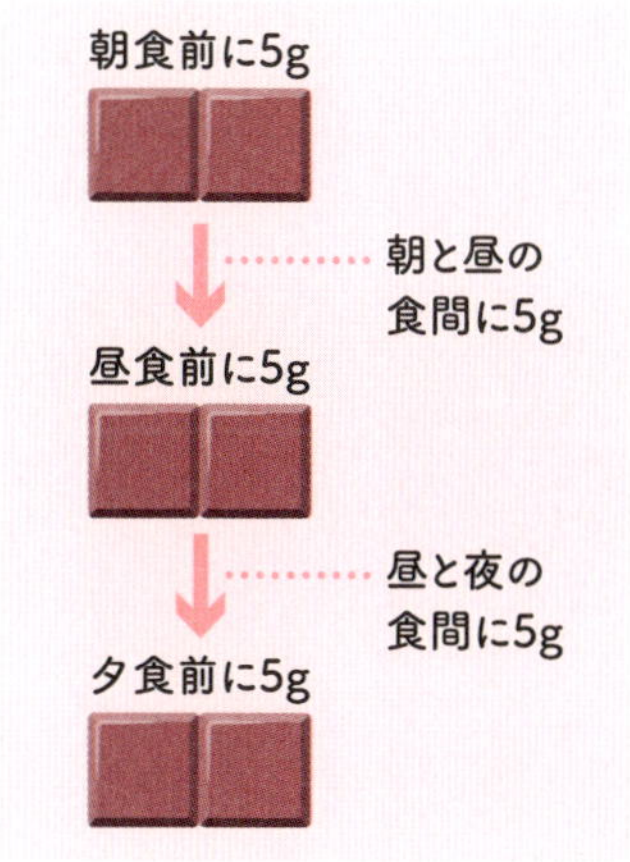

効果を上げるポイント

- カカオ含有量70％以上のチョコを選ぶ
- 1日3〜5回に分けて食べる（1度にたくさん食べても効果は薄い）
- 1日の摂取量は15g（5g×3回）〜25g（5g×5回）が目安

習慣にしていると……

- カカオポリフェノールの抗酸化作用が活性酸素を除去
- カカオポリフェノールがインスリン抵抗性を改善
- 食物繊維が糖の吸収をゆるやかにして血糖値の急上昇を防ぐ
- 食物繊維が便秘解消を促して、肝臓の負担を軽くする

脂肪肝や肥満を防ぐことにつながる

てください。

〝そんなに分けずに、いっぺんに摂ればいいじゃないか〟という方もいるかもしれませんが、高カカオチョコレートの効果は長時間は持続しません。有効成分の作用継続は2〜3時間。だから、効率よく効果を上げるためにも、まとめて食べずに3回〜5回に分けて食べたほうがいいのです。

また、**高カカオチョコレートの効果は「食事よりも先に食べること」によって発揮される**と心得てください。血糖値は食事を摂り始めると同時に上がり出すので、食後の血糖値上昇を抑えるには、食事よりも先にチョコを食べるほうがいいのです。

先にも述べたように、私のクリニックの患者さんには、これを守って続けただけで「脂肪肝が治った」「肝機能の数値が改善した」「血糖値も下がった」「健康にやせることができた」という方々がたくさんいらっしゃいます。治るまでにかかった期間は患者さんによりけりですが、**3週間で結果が出たという人もいれば、3か月続けて重い病状を改善できた**という人もいます。

最近は、テレビや雑誌、書籍、ネット、SNSなどでも、「高カカオチョコでやせた」「高カカオチョコで健康を取り戻せた」といった企画が数多く取り上げられるようになり、そうした評判を聞きつけたのか、私のクリニックにも「チョコでやせたいんですけど……」「チョコで脂肪肝を治したいんですけど……」といった方が数多くいらっしゃるようになりました。

ぜひみなさんも、日々「高カカオチョコ生活」を楽しみながら、健康回復を実現してみてはいかがでしょうか。

ポイント6 ア：甘い飲み物を控える
野菜ジュース、乳酸菌飲料、スポーツドリンクも危険！

みなさんがいつの間にか脂肪肝になってしまった原因、なかなかやせられない原因は、もしかしたら**「普段飲んでいる飲み物」のせい**かもしれません。

一見体の健康によさそうな飲み物や、いつも冷蔵庫に入っているような身近な飲み物にも、かなりの量の糖質が含まれていることが少なくありません。そういった甘い飲み物を日々口にすることによって、自分でも気づかないうちに糖質の摂りすぎになってしまっているケースが非常に多いのです。

コーラやサイダーなどの甘い清涼飲料水、四角い小ぶりな紙パックに入った野菜ジュース、テレビＣＭでよく見るスポーツドリンク、小さなプラ容器に入ったおなじみの乳酸菌

摂りすぎに注意したい甘い飲み物

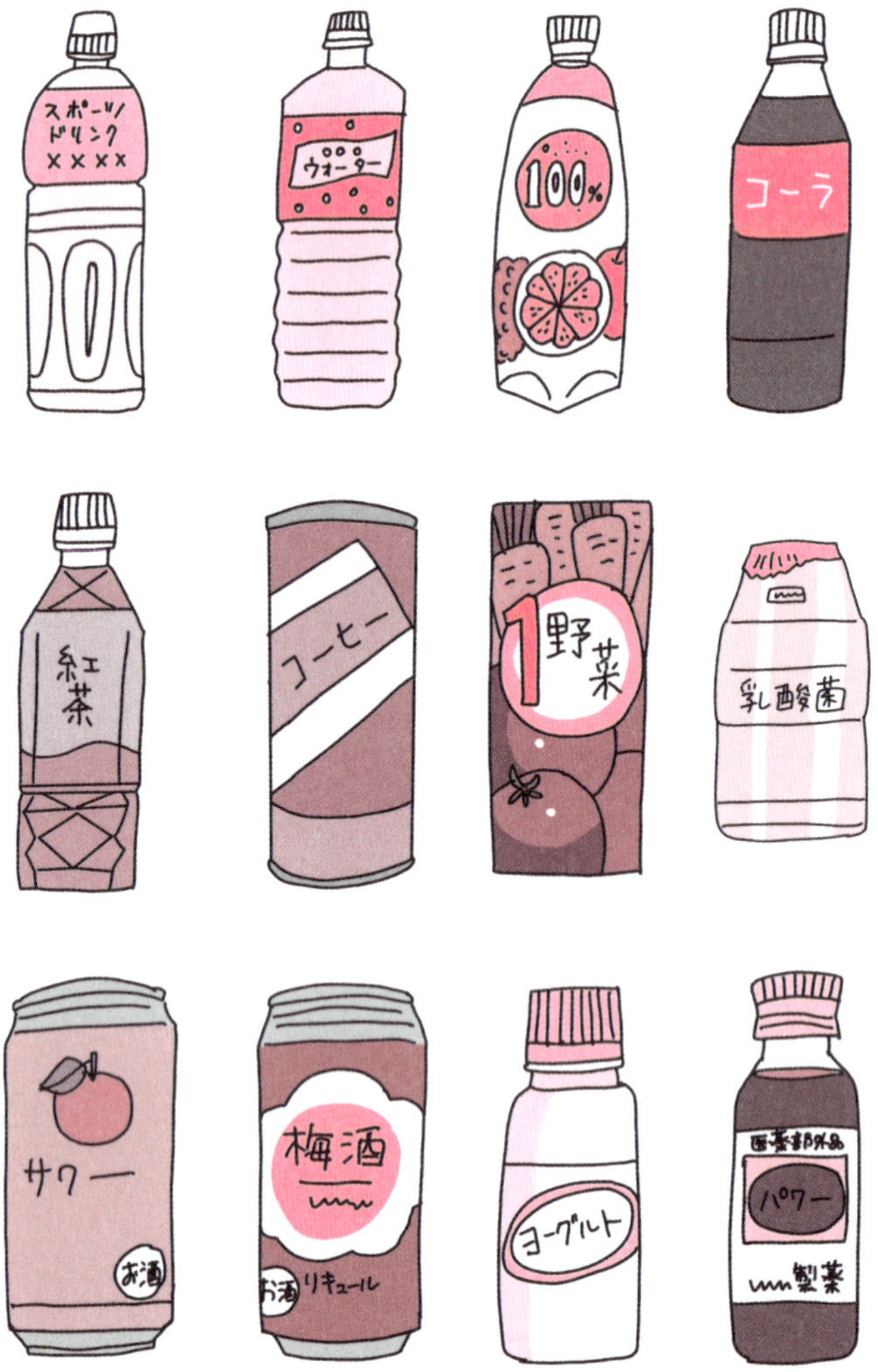

飲料、果汁たっぷりのフルーツジュース、滋養強壮や疲労回復を謳ったエナジードリンク、甘いコーヒー飲料や紅茶飲料、甘いヨーグルトドリンク、ジュースのように甘いカクテル、サワー……。

先述したように、こうした飲み物の多くには「果糖ブドウ糖液糖」が加えられています。果糖ブドウ糖液糖はトウモロコシなどから甘み成分を抽出した液体シロップで、果糖が含まれている割合がたいへん高い。そして、果糖の摂りすぎは脂肪肝を進ませて肝臓にダメージを与える大きな原因となるのです。しかも、甘い飲み物をゴクゴクッと飲むと、普段果物を剝いて食べるのとは比べ物にならないほどの大量の果糖が一気に体内に入ってくることになります。

つまり、果糖ブドウ糖液糖が加えられた甘い飲み物を日々野放図に飲んでいると、脂肪がどんどんたまっていき、脂肪肝や肥満が加速していく悪化の流れを止められなくなってしまうのです。さらに、糖尿病をはじめとした生活習慣病も悪化の一途をたどることになるのではないでしょうか。

ですから、わたしたちは、まず、そのリスクの大きさに気づくべきです。そのうえで「コトの重要性」が分かったなら、**普段の生活で意識して甘い飲み物を飲む機会を減らす**ようにしていくべきでしょう。

ポイント③でも述べたように、私は、脂肪肝や肥満の人が日常的に飲む飲み物としては「緑茶」をセレクトするのがベストだと思います。別に「緑茶以外飲むな」というわけではありませんが、飲み物はできるだけ「糖質の入っていないものを飲む」というスタンスを貫くようにしてはどうでしょう。

とにかく、脂肪肝や肥満を撃退するのなら、「甘い飲み物を控える」というだけでかなりのアドバンテージが得られるのは間違いありません。たぶん、数週間か1か月ほど甘い飲み物を控えれば、それだけで「脂肪肝が治った」「健康にやせることに成功した」などの結果が出る人も多いでしょう。

みなさんも、普段飲んでいるものを見直して、「うれしい結果」を自分のもとにたぐり寄せていくようにしてください。

ポイント⑦ ト：糖質摂取を控えめにする
糖質は「ごはんを1～2割減らすだけ」でOK

最後のポイントは糖質の摂り方についてです。

「糖質を減らす」というと、「糖質制限」や「糖質ゼロダイエット」を想像する人もいるかもしれませんが、ここではそんなに厳しい制限をする必要はありません。むしろ、糖質をまったく摂らないのは逆効果だと思ってください。

なぜなら、**糖質摂取をゼロにしてしまうと、体がエネルギー不足になって逆に脂肪をため込もうとするモードになってしまう**から。ですから、まずここで「糖質は減らせば減らすほどいいというわけではない」「糖質を極端に減らすのはダメ」「ごはんやパンなどの主食は、1日3食、適量をちゃんと摂るようにする」ということを、しっかり頭にインプットしておくようにしてください。

では、脂肪肝や肥満を解消するには、いったいどういう糖質の摂り方をするのがいいのでしょう。

これは、**主食のごはんやパンを1～2割減らす程度**の意識づけがベストです。ごはん茶碗1膳であれば、一口分か二口分減らすくらいの意識づけでも構いません。とにかく、そんなにたくさん減らそうとせずに、「いつも食べている量をちょっとだけ減らす」ことを心がけてください。

また、**「もっと効果を高めたい」という人は、量を減らすのではなく、主食の素材を見直してみてはどうでしょう**。同じ主食の炭水化物でも「精白されたもの」よりも「精製されていないもの」のほうが食物繊維を多く含んでいて血糖値を上げにくいことが分かって

● 主食の糖質を「ちょい少なめ」にする

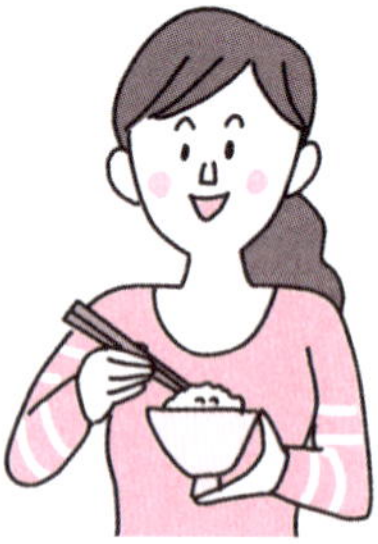

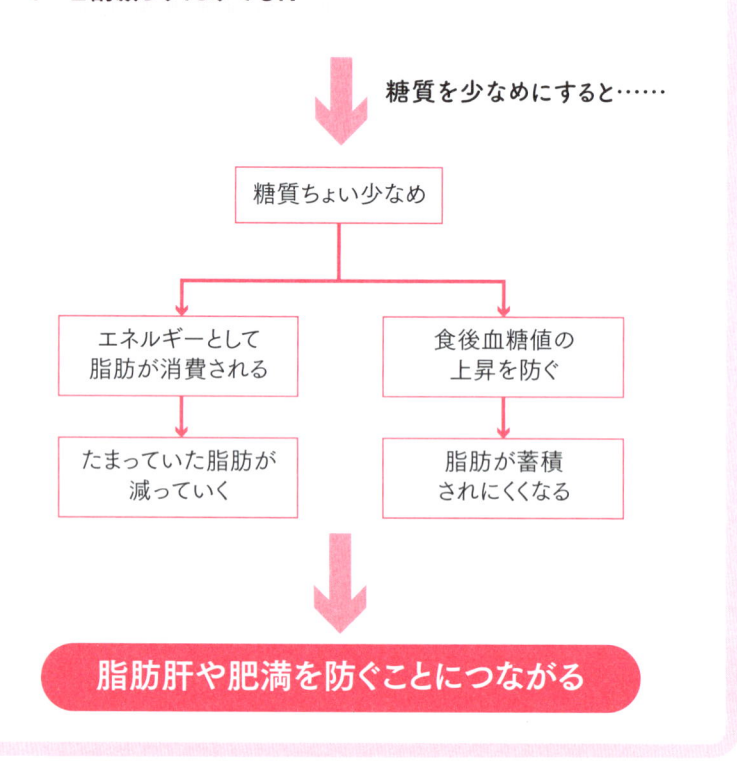

主食のごはんやパンを
1〜2割減らすだけでOK

やり方のポイント

- 糖質をゼロにしたり、極端に減らしたりするのはNG
- 1日3食、糖質はちゃんと摂る
- 糖質を少し減らした分、肉、魚、卵、大豆製品などのたんぱく質を多めにする
- 白いごはんやパンを未精白のごはんやパンにするのもおすすめ

↓ 糖質を少なめにすると……

糖質ちょい少なめ

→ エネルギーとして脂肪が消費される → たまっていた脂肪が減っていく

→ 食後血糖値の上昇を防ぐ → 脂肪が蓄積されにくくなる

↓

脂肪肝や肥満を防ぐことにつながる

います。たとえば、ごはんであれば、精製された白米よりも、玄米や5分づき米、あるいは雑穀米、五穀米、胚芽米などのほうがおすすめ。パンであれば、精製小麦粉を使った白いパンよりも、ライ麦パンや全粒粉のパンのほうがおすすめとなります。

これらの精白されていない主食を食べていると、血糖値上昇がゆるやかになるのはもちろん、自然に時間をかけてよく噛むようになります。ですから、ポイント②の「よく噛んでゆっくり食べる」を実践するうえでも習慣化するといいのではないかと思います。

そして、主食のごはんやパンを1～2割減らしたなら、その代わりにたんぱく質を積極的に食べるようにしてください。とりわけ、**肉、魚、卵、乳製品などの動物性たんぱく質を多めに摂ることをおすすめ**します。

たんぱく質が不足すると、筋肉量が減ってきたり、アルブミンという栄養保持に欠かせない物質が減ってきたりして、全体に活力が落ちてしまうようになります。とくに高齢者の場合、たんぱく質不足による筋肉量減少や栄養失調が進みやすいので注意しなくてはなりません。高齢者には「朝はおにぎりだけ」「お昼はそうめんだけ」といったように、「主食さえ食べていればいい」という糖質偏重の食事をしている人が少なくないのですが、それではいけません。1日3食、必ず1品は肉、魚、卵などのたんぱく質をつけるように心がけたほうがいいでしょう。

なお、肉、魚、卵などにはカロリーが高いものも少なくありませんが、カロリーはまったく気にしなくて構いません。先にも述べたように、気をつけるべきは「カロリー」ではなく「糖質が多いか少ないか」であり、なるべく血糖値を急上昇させないような食事を習慣づけることが大切なのです。

主食を1~2割減らして、その分たんぱく質を増やせば、血糖値もゆるやかな上昇曲線を描き、インスリンも適切に分泌されるようになるはずです。さらに、インスリンが適切に分泌されていれば、高血糖状態になることもなく、余分なブドウ糖が脂肪に変えられることもなくなるでしょう。

私は、そういう食事が「普通」になれば、脂肪肝や肥満、糖尿病になる人はかなり減るだろうと思います。ですから、みなさんも「糖質ちょい少なめ」「たんぱく質ちょい多め」を日々の食事の基本に据えて、そのスタイルを「普通」にしていくように取り組んでみてください。

決して難しいことではありません。これまで紹介してきた「歯・よ・り・ス・タ・ー(ア)・ト」のどの項目についても言えることですが、いったん習慣づけてしまえば、「これが普通なんだ」という感覚で継続していけることばかり。ぜひみなさんも、7つのポイントを毎日の生活に取り入れて、早く「普通のこと」にしてしまってください。そして、その「普通」を続けながら、日々着実に「脂肪肝を治す」「健康にやせる」という目標を叶えていくようにしましょう。

肝臓大復活 成功事例③

酢納豆で速やかに脂肪肝が改善（Cさん：60代男性）

1か月で
ALT
75→41

Cさんは20年以上前から脂肪肝や肥満を指摘されてきました。ただ、これまでは仕事も忙しく、いろいろな改善策を試しても長続きしません。仕事を定年したのを機に、意を決して私のクリニックに来られたそうです。

そんなCさんに私は「酢納豆」を提案しました。これは、納豆にお酢を15cc程加えるだけの健康法で、脂肪肝や肝機能の改善におすすめなのです。Cさんは「これなら自分にもできそう」と早速実践。なんと1か月という短期間でALTが75から41に改善。HbA1cも6.9％から6.4％へと改善しました。Cさんによれば、「思ったよりも食べやすかったので、無理なく継続することができた」そうです。

※HbA1c＝血液中のヘモグロビンのうち、糖と結合しているものの割合を測定した値。5.6％未満が正常範囲。6.0％以上で糖尿病予備軍とされる。

肝臓大復活 成功事例④

よく噛んでゆっくり食べて脂肪肝・糖尿病改善（Dさん：50代男性）

3か月で
ALT
50前後→34

10年以上前からALTが50前後あって、脂肪肝を指摘されていたDさん。「何とかしよう」という気持ちはあっても、忙しさにかまけて放置してきたそう。ところが、おととしから急に血糖値が上がり出し、今年の健診ではHbA1cが7.1％もあって糖尿病と診断されてしまいました。

来院されたDさんに私は普段の食生活を聞きました。すると、昼食は忙しくて、「ざる蕎麦・天丼セット」などを10分でかっ込むのが習慣だったそう。また、いつも昼食後の眠気に悩まされていたそうです。これは血糖値スパイクの典型パターン。早食い・ドカ食いで血糖値が急上昇し、その後インスリンが大量分泌。血糖値が急降下したために眠くなるのです。Dさんには生活指導のうちでもとくに「昼食を時間をかけてよく噛んで食べる」のを意識してもらいました。3か月が経ったいま、ALTは30、HbA1cは5.6％まで改善してきています。

第3章

年代別・100歳まで健康な肝臓でいるためにやっておくべきこと

肝臓に秘められた「長生きパワー」を引き出すために

「肝臓は歳をとらない臓器である」——私は、そう考えています。〝人間、歳をとれば体も臓器も衰えるのが当たり前なんだから、そんなわけないだろう〟と思う方もいらっしゃるかもしれません。

でも、本当なのです。私のクリニックには80代、90代の患者さんもいらっしゃるのですが、その方々の肝臓の機能は20代、30代の人とほとんど変わらないと言って差し支えありません。むしろ、毎日ラーメンや菓子パンばかり食べていたり、甘い飲み物をたくさん飲んだりしているような若い方々よりも、80代、90代の患者さん方の肝臓のほうがよっぽど健康だと言えるでしょう。

そういうケースを数多く見てきているため、私は「**肝臓は加齢の影響を受けない臓器**」だと確信しているのです。そしてこれは、若いうちから食事に気をつけて「肝臓がよろこぶような生活」を続けていれば、歳をとってもずっと若々しい健康な肝臓をキープしていけるということを示しています。

先にも述べましたが、私は、健康な肝臓を保っていれば、日々をエネルギッシュに生きて100歳まで長生きすることも十分に可能だと考えています。肝臓という臓器には、「年齢に果敢に逆らって、長く健康に生きる力を底上げするようなパワー」が秘められているのです。

では、肝臓のそういうパワーを引き出すにはどうすればいいのか。

じつは、長く肝臓の健康を保っていくためにやるべきことは、その人の世代によって違ってきます。若い人と中高年の人ではやるべきことが違うし、歳をとってきても高齢期の入り口にいる人と後期高齢者になった人とではやるべきことが違うのです。また、男性と女性では肝臓に不調が現われてくる時期にズレがあり、**同じ世代であったとしても、肝臓のためにやるべきことが少々違ってきます**。

ですから、これからの人生で肝臓のパワーをうまく引き出していくには、こうした年代ごとにやるべきことのポイントをしっかり頭に入れたうえで肝臓をケアしていくべきでしょう。

この章では、これからの人生において肝臓の力を生かしていくために、どのようなことに気をつけていけばいいかのポイントを世代ごとに見ていくことにします。ぜひみなさん、それぞれの注意事項を守って、日々肝臓の健康をキープしていくようにしてください。そして、肝臓のパワーを十二分に引き出して、100歳を超えるくらいに長生きをするようにしていきましょう。

脂肪肝のピークは男性30、40代、女性50、60代、糖尿病のピークはその10年後

世代ごとの肝臓ケアのポイントをくわしく紹介する前に、みなさんに知っておいてほしいのは「**脂肪肝や糖尿病が発症したり悪化したりする年代には〝男女差〟がある**」という点です。

次ページの上のグラフを見てください。これは私が勤務していた大学病院での脂肪肝の症例数を年代別・男女別に表わしたものですが、**男性は30代、40代で脂肪肝がどっと増え、女性は50代、60代で脂肪肝がどっと増えている**ことが分かります。

女性のピークが男性のピークよりも10年、20年遅れるのには、女性ホルモンの分泌状況が影響していると考えられています。女性ホルモンのエストロゲンは脂質の代謝に深く関係していて、閉経してエストロゲン分泌が急落すると、コレステロールや中性脂肪などの脂質が増加することが分かっているのです。つまり、閉経後、こうした体内状況の変化に加えて、普段から糖質を多く食べていたり甘い飲み物やお菓子などをしょっちゅう摂って

男女別・脂肪肝が多くなる年代と糖尿病が多くなる年代

脂肪肝の年代別分布

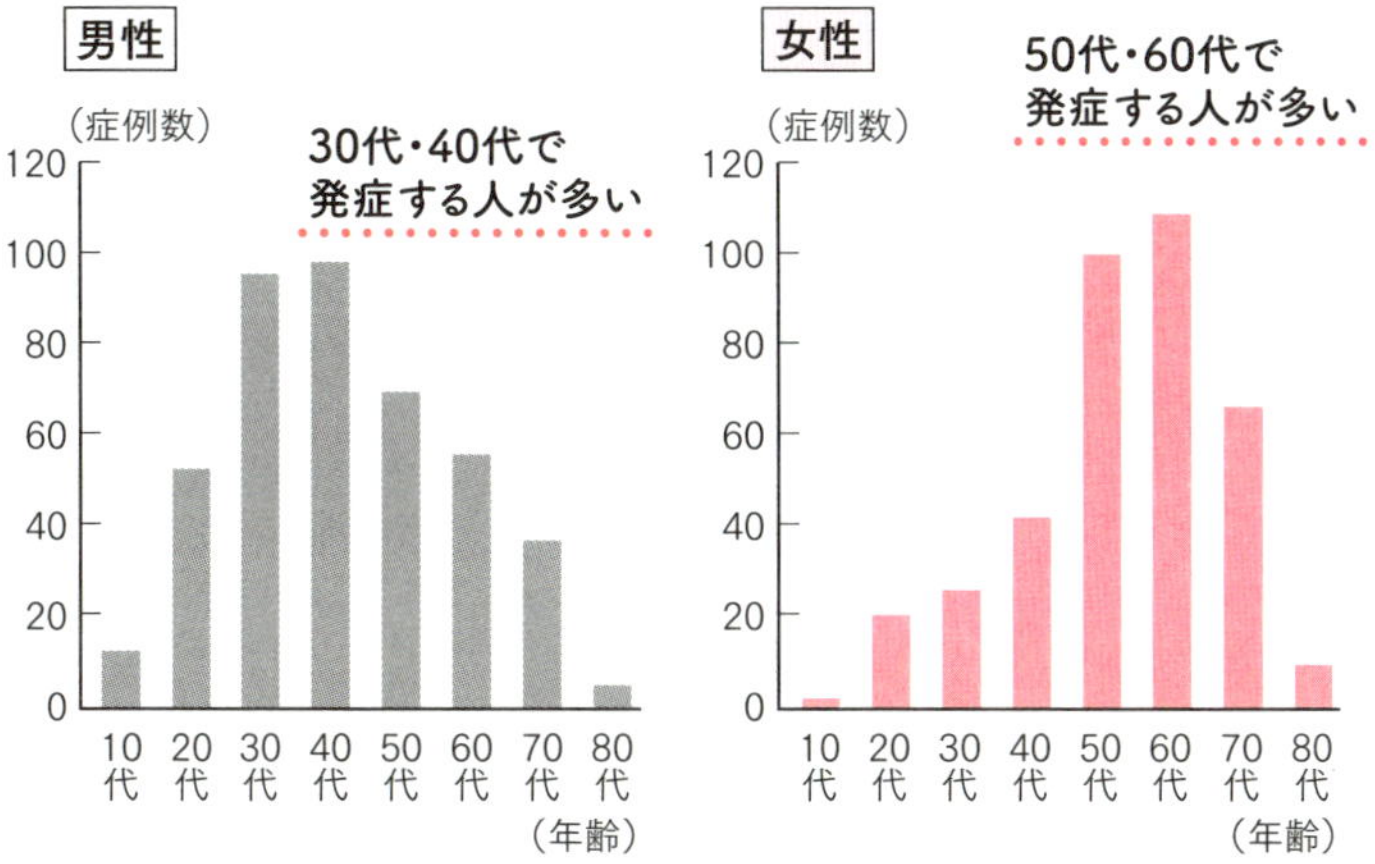

出典：大学病院での肝生検施行例（東京女子医科大学、1995〜2018年）

糖尿病の年代別分布

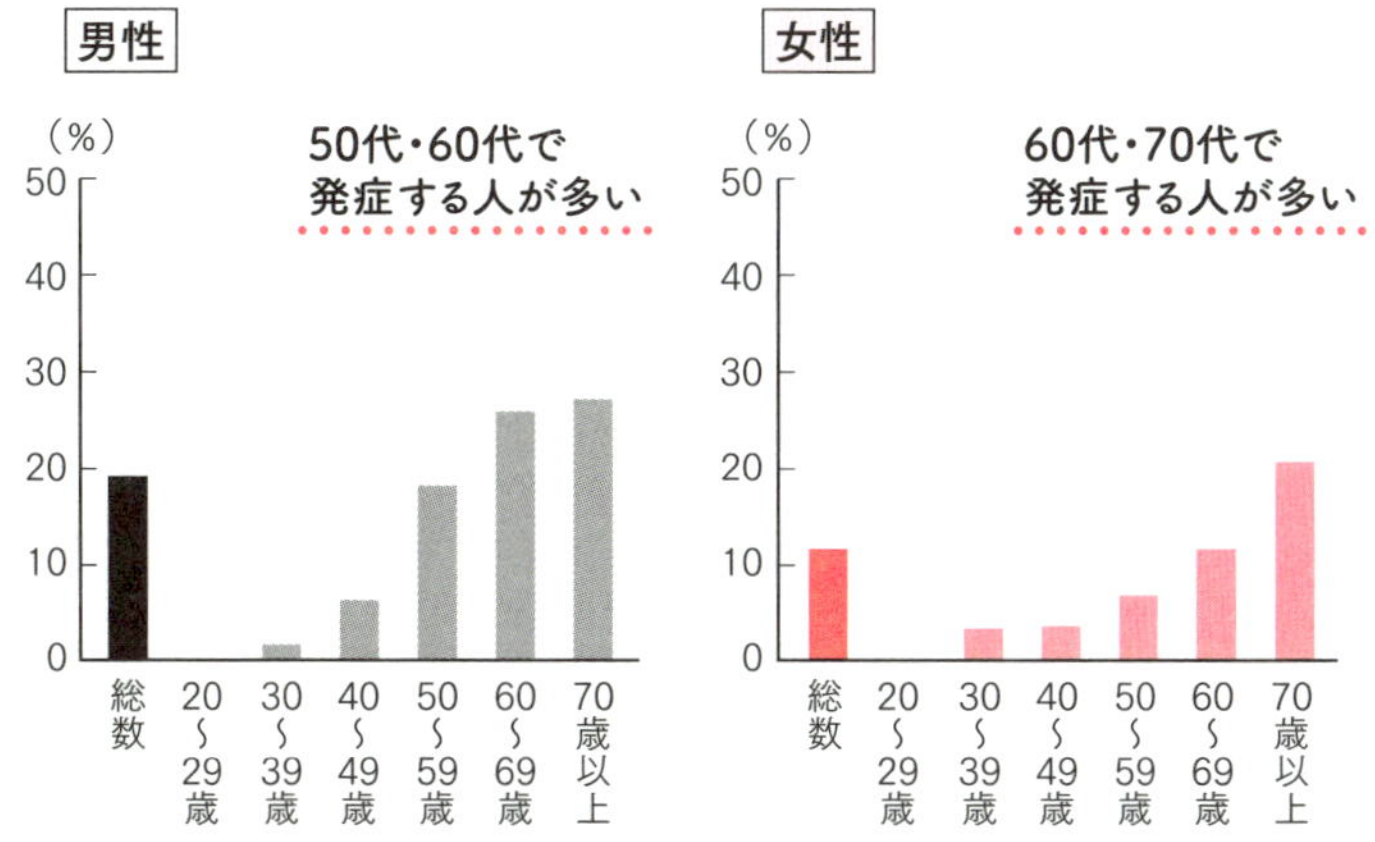

出典：厚生労働省「国民健康・栄養調査（令和元年）」（2020年）

いたりすると、どんどん肝臓に脂肪がたまっていく流れを止められなくなってしまうというわけです。

そして、131ページの下のグラフは、「糖尿病が強く疑われる人」の割合を年代別・男女別に調べたもの。こちらでは、男性は50代以降に大きく増え、女性では60代以降に大きく増えていることが見て取れます。

このデータは、脂肪肝を何もせずに放っていると、その約10年後には糖尿病を発症するということを証明していると言っていいでしょう。すなわち、40代で脂肪肝になった男性は約10年後の50代以降に糖尿病を発症し、50代で脂肪肝になった女性は約10年後の60代以降に糖尿病を発症する――これが典型的な悪化のパターンと言っていいのではないでしょうか。

では、こういった典型的な悪化の流れにハマらないようにするには、各年代でどのようなことに気をつけて肝臓を守っていけばいいのか。次ページから対策を見ていくことにしましょう。

30代・40代の肝臓対策ポイント

「隠れ脂肪肝」を放っておかないように気をつける

当たり前ですが、脂肪肝は一気に発病するわけではありません。悪い食習慣が1日1日積み重なって、**何年もの時間をかけて徐々に形成されていく**ものです。

若い人の場合、毎日のように丼もの、ラーメン、菓子パン、ポテトチップスといった糖質に偏ったものを食べていたり、ジュース、コーラ、スポーツドリンクなどの甘い飲み物を大量に飲んでいたりするケースも少なくありません。そういった糖質過剰の生活を続けていると、余った糖質が脂肪に変換されて少しずつじわじわと肝臓にたまってしまうようになるわけです。

通常、10代・20代のうちは、活動量も多く、代謝が高くキープされているため、肥満や脂肪肝になる人は少ないはずなのですが、**最近は若くしてかなりの脂肪をため込んでいるケースも増えてきています**。糖質の過剰摂取に心当たりがあるなら、10代・20代でも決して油断はできないと思っておくほうがいいでしょう。

ただ、多くの場合、健康診断などで脂肪肝という問題が目立ってくるのは、やはり30歳を超えてからです。

人の筋肉量は30代になったあたりから徐々に減り始め、その後何も対策しなければ歳をとるとともに減り続けていきます。また、筋肉量が減り始めると、体の代謝も落ち始め、糖質などのエネルギーがこれまでのように消費されなくなってきます。すると、過剰摂取であふれた糖が脂肪に変換されて体内に蓄積しがちになるのです。簡単に言えば、30代になって以降も10代・20代と同じような糖質過剰の食生活をしていると、徐々におなかがせり出して太ってくるようになる。それとともに着実に脂肪肝も形成されるようになるわけです。

こうした場合、最初のうちは健康診断のＡＳＴ、ＡＬＴなどの肝機能系の数値がだんだん高くなってきます。健康診断のたび、年々数値が悪くなっている人もいるかもしれません。先にも述べたように、現在はＡＳＴ、ＡＬＴが30Ｕ／Ｌを超えると基準値オーバーで受診が奨励されるようになっています。ただし、ＡＬＴが10台後半や20台でも軽度の脂肪肝が見られる人が少なくないため、私の場合は、**ＡＬＴが20を超えていれば「隠れ脂肪肝の疑いアリ」**としています。

そして、30代や40代の人の場合、この「肝機能が悪くなり始めたサイン」にどう対処するかが最初の分かれ道。すなわち、肝機能悪化の初期サインを見逃すことなく、「隠れ脂肪肝」を放っておかずに対処する姿勢が大事になるのです。

30代・40代の肝臓対策ポイント

「隠れ脂肪肝」のサインを見逃さずに対処する

中年以降は代謝が落ちて脂肪がたまりがち

20代の頃と同じ食生活をしていては、脂肪はたまる一方

仕事やストレスを理由に健康診断をすっぽかしてはダメ

たとえば、こんなこと、思い当たりませんか？

- 健診で肝機能の悪さを指摘されたけど、忙しいから放っている
- 学生の頃に比べて10kg以上体重が増えた
- 昼はラーメンや丼ものばかり食べている
- 夜更けまで酒を飲んでいてもまったく平気だ
- ジュースやスポーツドリンクをガブ飲みすることが多い
- ごはんはいつも「大盛」か「おかわり」だ
- 歯周病ケアなんか、まったくやっていない

！

まだまだ若いと思って食習慣を変えずにいると脂肪肝を進行させて、10年後には糖尿病に！

「隠れ脂肪肝」の段階でしっかり対処しておけば、脂肪肝や糖尿病を防げるのはもちろん、この後、さまざまな生活習慣病に見舞われるリスクをかなり縮小することができるはずです。30代、40代のうちに、こうした〝病気の芽〟を摘んでおけば、中高年期を健康に過ごせる確率がかなり高くなることでしょう。

しかし、残念ながら、**現状では、多くの30代、40代がこうした初期サインを見過ごしたまま、みすみす脂肪肝の〝泥沼〟にハマっていってしまっています**。先にも述べたように、男性は30代、40代が脂肪肝の好発年齢。男性の場合、30代、40代の時期にどっぷりと太って体内に脂肪をため込んでしまう人が非常に目立つのです。

中には、学生の頃と比べて、**体重が10キロも20キロも増えたという人もめずらしくなく、そういう人はもう確実に脂肪肝が進んでいる**と思って間違いありません。健康診断のAST、ALTの数値は30を大きく超えて、中には3ケタになっている人もいるかもしれません。おそらく、すでに脂肪肝の診断を下されて、かかりつけの医師から生活習慣病のリスクを指摘されている人も多いはずです。

なお、こうした時期の30代、40代男性は、ちょうど会社の中堅社員として仕事が忙しくなり、ストレスを抱えることも多くなってくる頃であり、「健康診断の数値が多少悪かろうが、いちいち構っていられない」というスタンスをとる傾向があります。それに、頭の中では「まだまだ若いし、体の無理もきく」と思っていて、20代の頃と同じような勢いで飲んだり食べたりしている人も少なくありません。たとえば、仕事が忙しいからと昼食を数分で済ませたり、ストレスがたまって丼ものをドカ食いしたり、夜が更けるまでお酒を飲んでいたり、飲んだ締めにラーメンを食べたり……そういう食生活を続けていては、脂肪肝がどんどん進んでしまうのも当然でしょう。

先述したように、**脂肪肝を何も対処せずに放っていると、約10年後には糖尿病発症へとつながっていく可能性大です**。ですから、30代、40代のこの時期に生活習慣を変えることなく脂肪肝を進ませてしまうと、50代くらいになって糖尿病に悩まされる可能性大。言い換えれば、30代、40代の時期にいかに脂肪肝を防いで肝臓を疲弊させないようにしておくかが、50代以降の健康のカギを握っているのです。

では、30代、40代が肝臓を健やかにキープしていくには、どのような注意を心がければいいのか。

まず、「もう決して若くはないんだ」という意識を持って食生活を変えていくことが大切です。例を挙げれば、「ごはんの大盛りやおかわりをやめる」とか、「昼にラーメンを食べるのは1日置きにする」とか、「ハンバーガー&ポテト&コーラは卒業する」とか、「ジュースやスポーツドリンクのがぶ飲みはやめる」とか、「飲むときのつまみは糖質が少ないものを選ぶ」とか……。ほんのちょっとした工夫で構わないので、日々の食事の糖質摂取をこれまでより少し控えるようにすれば、それだけでも脂肪蓄積の進行を防ぐことにつながるはずです。

それと、これを機に、早食い、ドカ食い、深酒などの習慣を見直してください。食べるにしても飲むにしても「ゆっくり味わいながら適量を摂る」と意識しておくだけでも、脂肪肝の進行を防ぐことにつながるでしょう。

あと、前の章で述べたような歯磨き習慣を身につけて、30代、40代のうちから歯周病予防に力を入れることをおすすめします。30代でも8割の人が歯周病を抱えているというデータもあり、この時期から予防や治療をしておくかどうかで先々の肝臓や歯の健康コンディションは大きく違ってきます。高齢になってから、「若いうちからもっと歯を大事にしときゃよかった」と後悔する人はたくさんいます。ぜひみなさんは、そうならないように歯のケアを習慣づけてしまうようにしてください。

50代の肝臓対策ポイント

ダイエットをするなら50代が最後のチャンス

50代になると、男性は中年期の脂肪肝を引きずったまま悪化させてしまい、糖尿病を発症する人が増えてきます。また、女性にも脂肪肝になる人が増えてきて、男女ともに健康状態に危機感が出てくる時期となります。

この時期になると、男女とも「この頃、めっきり体力が落ちた」と訴えるようになる人が少なくありません。体力が続かなくなるのは、筋肉量が落ち、代謝も低下して、これまでのようにエネルギーを産生できなくなってくるからです。また、**エネルギー出力が落ちたまま、これまでと同じような食生活を続けていると、おのずと糖質過剰になり、余った糖質が脂肪に変換されて体内各所にたまっていく**ことになります。このため、男女とも50代を過ぎるとおなかの出っ張りが目立つ人が増えてきます。男性の場合は「リンゴ型肥満」といっておなか全体が丸くせり出してパンパンにふくらみ、女性の場合は「洋ナシ型肥満」といって、おなか、お尻、太ももなどの下半身に脂肪がたっぷりとつくようになります。もちろん、こうした肥満が進んでくれば、すでに肝臓にも相当な量の脂肪がたまっていると見て間違いありません。

なお、男性の場合、50代になると、会社でも責任ある立場になってきて、毎日のように接待などの宴席に出る人も少なくありません。ストレスも多いうえに食生活も安定しないため、脂肪肝、肥満、糖尿病がある人は、血糖値や血圧が大幅に上昇しがちになります。そうなると、脂肪肝や糖尿病だけでなく、心血管疾患や脳血管疾患など動脈硬化性の病気にも注意を払わなくてはならなくなってきます。肥満気味の男性にとって、50代はそのまま重大な病気を進ませてしまうかどうかの大きなターニングポイントになると思ったほうがいいでしょう。

もっとも、女性にとっても50代は大きなターニングポイントです。更年期による女性ホルモンの低下が脂肪肝の進行を促してしまうことに関しては先にも述べましたが、それ以外にも50代女性には、うかうかしていると多くの病気を進ませてしまいかねない「危険な落とし穴」があると思っておくべきでしょう。

とくに注意すべきは、日々の糖質摂取量です。私はかつて年齢別・男女別の糖質摂取量をアンケート調査したことがあるのですが、この調査では50代の女性の糖質摂取量が突出して多いことが判明しました。なんと、**50代女性は基準値の2倍以上の約414ｇも糖質を摂っていた**のです（141ページグラフ参照）。

これでは脂肪肝になる人がどっと増えるのも無理はありません。更年期の影響はもちろ

50代女性は糖質摂取量が多い

日本人の1日の糖質摂取量

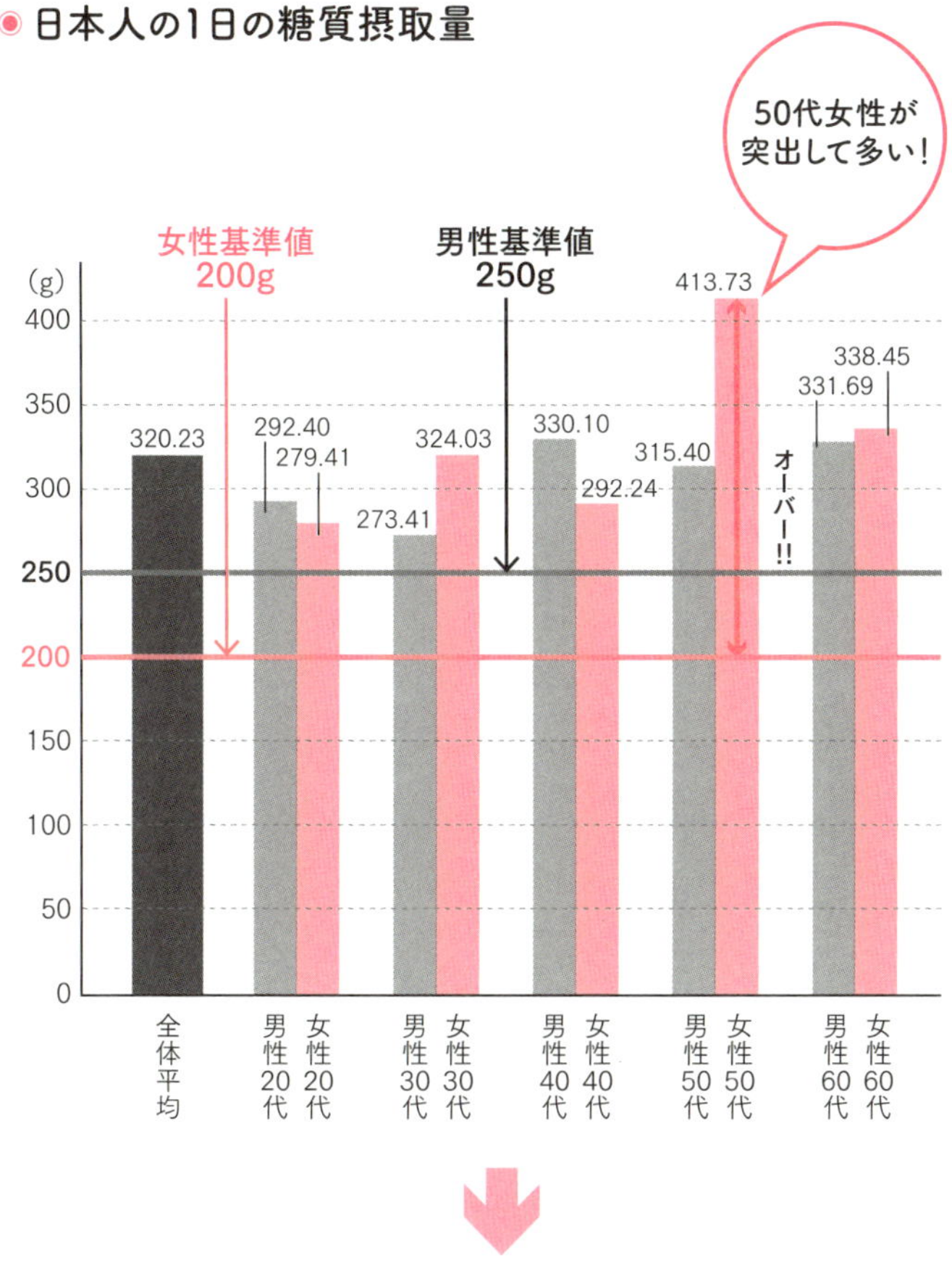

50代女性はとくに間食による甘いものの摂りすぎに注意！

参考資料：サッポロビール株式会社が2015年に全国で実施した「食習慣と糖に関する20〜60代男女1000人の実態調査」より
調査監修：栗原毅

んあるのですが、おそらく、この時期の女性は子育てなども一段落して、時間的に余裕ができるため、ついつい**間食に手を伸ばしてしまうのが糖質過多につながっている**のでしょう。テレビを観ながらついついおせんべいやミカンを食べていたり、気の合う友人同士で集まっておしゃべりをしながらお菓子などの甘いものをつまんだり……そういう習慣が脂肪肝増加の背景にあるのかもしれません。

では、50代の男女はどのようなことを心がければいいのか。

まず、もう若い頃と同じ食事ではダメなんだということをしっかり肝に据えて、意識的に糖質摂取を控えるべきです。たとえば、「甘い飲み物はいいかげん卒業する」とか、「丼ものやラーメンは『たまに』程度にする」とか、「おにぎりだけ、菓子パンだけ、そうめんだけといった糖質オンリー食はやめる」とか、「居間のテーブルにおせんべいやミカンを置かないようにする」とか、「間食がほしいときは高カカオチョコを食べる」とか……こうしたポイントを押さえておけば、そんなに我慢せずとも糖質摂取量を減らすことができるはずです。

それと、**50代こそダイエットに力を入れるべき**でしょう。60代後半や70代以降になるとダイエットで食事量を減らすと筋肉量が減ってサルコペニアやフレイルの危険が増してし

50代の肝臓対策ポイント

医者から脂肪肝や
メタボを指摘
されているなら、
ちゃんと対処を

血圧や血糖値が
高い人は
動脈硬化性の
疾患にも注意

とくに女性は
間食による
糖質の摂りすぎに
注意

ダイエットをするなら、
50代が
ラストチャンスと
思うべき

たとえば、こんなこと、思い当たりませんか？

- 脂肪肝があるけれど「これくらい平気だ」と思っている
- 「最近、体力が落ちた」と感じることが多い
- いまだにカップ麺や菓子パンを食べている
- いまだにコーラ、ジュース、スポーツドリンクをよく飲んでいる
- 仕事のつき合いで深酒することが多い
- 居間のテーブルのおせんべいやミカンをついつい食べてしまう
- 歯周病があるけど、あまりちゃんと治療していない

！

**50代は健康面の大きなターニングポイント。
肝臓や体重をリセットできるかどうかで老後に大きな差がつく。**

まうため、ダイエットはおすすめできなくなります。だから、ちゃんとダイエットをするなら「**50代が最後のチャンス**」と思っておくべきです。

要するに「やせるならいまのうち」だということ。前章で述べた「歯よりスター(ア)ト」を励行し、50代のうちに減量をして余計な脂肪を落としておくことをおすすめします。脂肪肝にとって減量は最高のクスリのようなもの。肝機能が回復して脂肪肝が治るのはもちろん、血糖値や血圧も下がって糖尿病もよくなっていくはずです。また、食生活面だけでなく、50代のうちに筋トレやウォーキングも習慣づけて、これ以上筋肉量を低下させないように心がけていく姿勢も大切です。

それと、50代には歯周病を進ませてしまう人が多いので、この先高齢になってから苦労しないためにも、歯のケアや治療も怠りなく行なう必要があります。

とにかく、50代という「ターニングポイント」において、食事や運動などの生活習慣をちゃんと改善できるかどうか、肝臓や体重などの体のコンディションをしっかりリセットしておけるかどうか。それができるかどうかで60代、70代、80代になってからの病気罹患リスクに大きな差がつくと思ってください。

そういう点では、50代のこの時期が、人生の後半戦を健やかに過ごせるかどうかの大きな分かれ目になると言っていいかもしれませんね。

60代の肝臓対策ポイント

筋肉量・食事量を落とさないように気をつける

60代は、日々の生活のパターンが大きく変わる時期。その大きな変化をもたらすきっかけが「定年」です。

定年後は、これまでずっと続けてきた習慣をやめてしまう人が多くなるものです。これまで通勤でそれなりに歩いていたのがほとんど歩かなくなったり、それなりに気をつけていた食事も「あるもので簡単に済ませる」ようになってしまったり、これまでと違って家にいる時間が多くなった分、間食をすることが多くなったり、これまで1年に1度は受けていた健康診断を受けなくなったり……。こういった**生活習慣の変化が脂肪肝や糖尿病にかなり大きな影響を与えることになる**のです。

とくに問題なのが、家にこもりがちになって活動量が減り、筋肉量が落ちてしまうことです。60代になると、普段から体を動かしていないとてきめんに筋肉が落ちてしまうようになります。60代の人は「まだ自分はそんな年寄りではない」という気概があるものですが、その気持ちに反して、体はかなり下り坂に入っていることが少なくありません。そのため、「まだ大丈夫だ」というつもりで家にいてゴロゴロしてばかりいると、みすみす筋肉を減らし、体力を低下させてしまうのです。そして、筋肉量減少はエネルギーを燃やす工場が減るようなものですから、糖や脂肪が消費されにくくなって脂肪肝や糖尿病がいっそう進みやすくなるというわけです。

それと、筋肉量低下とともに用心しなくてはならないのが、食事量の低下です。家にいる時間が増える60代は、冷蔵庫にあるもので簡単に食事を済ませるようになることが多く、**1日3食の食事量が全体的に減りがち**です。この食事量の低下が筋肉量の減少に拍車をかけてさらなる悪循環をもたらすようになるのです。

もっとも、食事量は減っても、60代の糖質摂取量は増える傾向にあります。それは、「朝はパンだけ」「昼はそうめんやお茶漬け」「夜はうどんだけ」といったように、糖質に偏ったメニューを摂ることが多いためです。しかも、間食にお菓子やおせんべい、フルーツなどをつまんでいる人も目立ち、糖質過多で脂肪肝や糖尿病をいっそう悪化させてしまうケースが少なくありません。

とりわけ、女性は要注意。50代女性と同様、60代女性も間食による糖質摂取が多くなる傾向があり、脂肪肝を悪化させやすいのです。50代で脂肪肝になってしまった女性の場合、60代になると糖尿病を発症するケースも増えてきます。こうした女性にとっては、60代のこの時期に生活を改善して肝臓を回復させられるかどうかが、老後の健康の大きなカギになると言っていいでしょう。

また、男女ともに言えることですが、**60代は「老化度」「体力」「疲れやすさ」などで人によって差がつく**時期です。つまり、筋肉量や食事量を減らして脂肪肝や糖尿病を進めてしまった人は、体力が大きく落ち込み、ちょっとしたことで疲れやすくなり、いろんな不調や病気を背負い込みやすくなって、見た目にも年寄り然とした姿に老け込んでいってしまう。一方、筋肉量や食事量をしっかり保って肝臓などの健康を維持してきた人は、体力や気力が衰えることなく、そんなに疲れることもなく、病気や不調に悩まされずに、見た目にも若々しい姿をキープしていくことができる——このように、60代をどう過ごすかで露骨に差がつく場合が多いのです。

では、60代の男女は、こうした衰えを防ぐために何をすればいいのでしょう。

とにかく、**肝心なのは筋肉量と食事量の維持**です。

筋肉量を落とさないためには、家にこもっていてはダメ。仕事でも趣味でもボランティアでも構わないので、否応なく足を運ばなくてはならないような「用事」をつくり、1日に1回は外出するよう心がけるといいでしょう。このように日々「出かける先」があるとないとでは後々大きな差がついてきます。

さらに、60歳を過ぎたら筋トレやウォーキングは必須だと思ってください。先の章でも紹介したように、きつい運動は必要ないので、「ちゃんと筋肉を使う」「ちゃんと歩く」という簡単なトレーニングを日々コンスタントに続けていくようにしましょう。

それと、食事量を落とさないためには、「1日3食の食事の質を上げる」ことを意識するといいでしょう。「簡単に済ませちゃおう」という考えは捨てて、1食、1食、なるべくおいしいものをゆっくり味わって食べようというスタンスへと切り替えることをおすすめします。

「質を上げろ」と言っても、別に高級なものを食べろというわけではありません。「今日はお刺身が食べたい」「お昼はあそこのランチにしようか」「明日はしゃぶしゃぶで肉をたっぷり食べようか」といった具合に、毎食食べるのが楽しみになるような食事を続けていく姿勢が大事なのです。この際、たんぱく質と野菜を多めに摂って、糖質を少なめにする食べ方を心がけていけば、肝臓だけでなく、体全体の老化を食い止めることへとつながっていくはずです。

また、**5分か10分でいいから、食事の時間を延ばす**ように心がけてはどうでしょう。60代になれば、お孫さんができたりして家族との食事の時間が楽しみになる人も多いはず。そんな家族とゆっくり会話をしてゆっくり食事を味わいながら過ごすようにすれば、それ

60代の肝臓対策ポイント

定年による生活パターンの変化に気をつける

家にこもって筋肉量を減らしてしまってはいけない

食事量は減らさない。ただし糖質食に偏らないように

60代こそ食事の時間をゆっくりおいしく楽しむべき

たとえば、こんなこと、思い当たりませんか？

- ☑ 定年してから健康診断を受けなくなった
- ☑ 用事がないと出かけないし、1日中家にいることも少なくない
- ☑ 食事の支度がめんどうで、「あるもの」で済ませることが多くなった
- ☑ 筋力が落ちてきたのは分かっているけど、とくに何もやってない
- ☑ 時間ができて、テレビを観ながら間食することが多くなった
- ☑ 人としゃべる機会がめっきり少なくなった
- ☑ 「オーラルフレイル」への対策を何もしていない

！

60代は食事や運動の大事さを考え直すべき時期。ここで何とかしておかないと、70代以降一気に下り坂に！

だけで「食事の質」は大幅に向上するでしょう。ヨーロッパの家庭のように2時間くらいかけてディナーを楽しむのが理想なのですが、5分～10分ゆとりを持たせるだけでも日々の食の豊かさが違ってくるのではないでしょうか。

なお、日々の食事を楽しむには、歯の健康を守っておくことも重要です。歯がないと噛むことができず、料理のおいしさを十分味わうことができません。ところが60代になったあたりから、歯周病で歯を失うことが多くなり、噛み切ったり、よく咀嚼したり、ちゃんと飲み込んだりといった口腔機能に不調が出てくることが多いのです。こうした口腔機能の些細なトラブルは「**オーラルフレイル**」と呼ばれています。「フレイル」は「虚弱」「衰弱」という意味ですので「**口の機能の衰弱**」ということになります。

オーラルフレイルを防ぐには、歯周病を防ぐのはもちろんですが、一口一口ゆっくりとよく噛み、しっかり飲み込むように習慣づけることが大切です。それと、普段から口をよく動かすことも大切で、カラオケで声をよく出して歌ったり、気心知れた人とよくしゃべったりするのがおすすめ。とくに定年後の男性は寡黙な日々を送りがちなので、意識して家族や友人などとよくしゃべるよう心がけてください。

ですから、口の健康をキープしていくという点でも、60代以降は、食事の時間を長くとって、ゆっくりとおしゃべりをしながら食べるように習慣づけていくといいのではないでしょうか。きっとその習慣は、70代、80代、90代の終盤の人生の日々を楽しくおいしいものにすることへつながっていくはずです。

70代の肝臓対策ポイント
「食べて太る」よりも「食べないでやせる」ほうが危険！

70歳を過ぎると健康な体を維持するための「食習慣面の基本路線」が大きく変わってきます。

60代までは「よけいな脂肪をため込まないようにエネルギー摂取を控える」ことを基本路線としてやってきたわけですが、70歳を過ぎたら「控える」のではなく「**必要なエネルギーをちゃんと摂る**」ことを基本路線にするほうがよくなるのです。つまり、かなり根本的部分からの路線変更ということになります。

なぜ、こうした路線変更が必要なのかというと、エネルギー摂取を控えてやせてしまうと一大事になりかねないから。70歳を過ぎると、筋肉量の減少スピードがグッと加速するようになります。すると、エネルギー摂取が減ったことが筋肉量減少につながって、それがサルコペニア（筋肉減少症）やフレイル（虚弱・寝たきりの一歩手前）を招くきっかけになってしまうことが多いのです。

また、高齢になってから食事量が減ると、低栄養になって体力や活力が衰えてしまうケースも少なくありません。とくにやせ型の高齢者に目立つ低栄養は「新型栄養失調」とも呼ばれ、こちらも骨や筋肉を弱らせたり貧血や免疫力低下を招いたりして体の機能低下を加速させる大きな原因となるのです。

だから、70歳を過ぎてからはエネルギー摂取を控えようとしてはいけません。健康に気を遣って食べる量を減らしたり、体重を減らそうとダイエットをしたりするのは絶対に禁物。これくらいの年齢になったなら、「あまり食べないほうが健康にいい」という考えはきれいに捨て去って、**「健康のためにもちゃんと食べなきゃ」**という方向へと考え方を転換するべきなのです。

とにかく、70歳を超えると、**「食べて太ることで発生するリスク」よりも「食べないでやせることで発生するリスク」のほうがはるかに大きくなる**のです。だから、むしろ70歳以降は毎日しっかり食べて少し太るくらいのほうがいい。実際、多くの研究により、やせすぎの人よりも小太り体型の人のほうが長生きすることが分かっています。ぜひみなさんも頭を切り替えて「小太り路線」を目指してみてはいかがでしょう。

もっとも、「ちゃんと食べたほうがいい」「小太りのほうがいい」と言われても、すでに脂肪肝や糖尿病を指摘されている人はどうすればいいのでしょう。

もちろん、脂肪肝や糖尿病を悪化させてしまってはいけないので、糖質を極端に大量に摂取するのは控えるべきです。甘い飲み物をたくさん飲むとか、果物をたくさん食べるとか、お菓子やおせんべいをたくさん食べるとか、そういった行為はやはり控えておくべきでしょう。

しかし、70代になったら、これまでのようにがんばって糖質摂取量を控えなくてもいいと思います。

つまり、「もう、そんなには気にしなくてもいいですよ」ということ。先述したように、私は60代までの方々の糖質量に関しては「ごはんを1~2割減らす〝ちょい控えめ〟」を推奨しています。ただ、70歳以降は、この「ちょい控えめ」をやめて「普通量」に戻すくらいでちょうどいいのではないでしょうか。ごはん茶碗なら1膳を普通に食べるくらいでOK。むしろ、ごはんやパンなどの主食は毎回ちゃんと普通量を食べることを心がけてください。

一方、70代になったら、がんばって摂取してほしいのが肉や魚、卵などの動物性たんぱく質です。たんぱく質の摂取は、筋肉量をキープしたり低栄養を防いだりするのにも欠かせません。

70代の肝臓対策ポイント

70代になったら、「ちゃんと食べて必要なエネルギーを摂る」ことが大事

70代になったら食事制限やダイエットは絶対に禁物

70代になったらそんなに無理して糖質を控えなくてもいい

肉、魚、卵などのたんぱく質は毎食しっかり摂る

たとえば、こんなこと、思い当たりませんか?

- [ ] かかりつけ医から「低栄養」を注意されたことがある
- [ ] 以前に比べて食べる量がだいぶ減った
- [ ] 筋肉や体力が落ちて、ときどき足がよろけることがある
- [ ] 生活習慣病対策のため、あまり食べないようにしている
- [ ] 肉もあまり食べなくなった
- [ ] 運動もやってないし、外に出歩く機会も減ってきた
- [ ] 歯が抜けてうまく嚙めなくなってきた

!

70代にやるべきことをちゃんとやっていれば「動けなくなる時期」「食べられなくなる時期」を先延ばしにすることができる。

後ほど改めて述べますが、**動物性たんぱく質をしっかり摂ると、アルブミンというたんぱく質を増やすことができます**。このアルブミンが十分に足りていると、筋肉量や代謝がアップし、栄養運搬力が高まって低栄養になるのを防ぐことができます。ですから、70歳以降の高齢者は、筋肉量低下や低栄養を避けるためにも、肉や魚、卵などの動物性たんぱく質を意識して摂ってアルブミンを増やしていく必要があるのです。先にも述べましたが、高齢になったら、1日3食、必ず1品は肉、魚、卵などのたんぱく質をつけるよう心がけたほうがいいでしょう。

なお、たんぱく質の中でもとりわけ積極的に食べてほしいのが肉です。日本の高齢者には、歳をとるとともに肉食を遠ざけてしまう傾向がありますが、それではみすみす衰えを招き寄せているようなものでしょう。

アルブミンの効果かどうかは分かりませんが、肉食を習慣にしている高齢者には、元気に長生きをする人が少なくありません。有名な例を挙げておくと、99歳でお亡くなりになった作家の瀬戸内寂聴さんは肉が大好きでしょっちゅう牛肉のステーキを食べていましたし、105歳まで現役医師だった日野原重明さんも最晩年までステーキを食べていました。こうした方々を見習って、みなさんも**70代のうちから「肉食習慣」をつけておく**のはどうでしょうか。

また、60代の項目でも述べましたが、70代も日々の筋トレやウォーキングは必須です。70代で筋肉量を減らし、足腰を弱らせてしまうことは、もう待ったなしで「寝たきり」や「要介護」が近づいている状況だと思ったほうがいいでしょう。さらに、これも60代の項目で述べましたが、歯のケアを徹底して「オーラルフレイル」を防ぐことに力を入れてください。70代で口の健康を衰えさせてしまうことは、もう待ったなしで「食べられなくなる時期」が迫っている状況だと思ったほうがいいでしょう。

70代という時期は、やるべきことをちゃんとやっていれば、「動けなくなる時期」「食べられなくなる時期」を先延ばしにすることができます。そしてこれは、「やるべきことをちゃんとやった人」と「やるべきことをやらなかった人」とで健康寿命に大きな差がつくということでもあります。

ぜひみなさんは70代の時期をかしこく過ごして健康を維持してください。そのうえで、80代、90代はもちろん、もっと先まで健康寿命を延ばしていくようにしてください。

80代・90代の肝臓対策ポイント

「肝臓」「筋肉」「歯」が元気なら、十分に100歳まで行ける

80代、90代になると、健康の目標は「いかに心身を健全に保って『動く機能』や『食べる機能』を長持ちさせられるか」という点に絞られてきます。

では、その目標を叶えるには、いったい何を衰えさせないようにすればいいのか。私は**「肝臓」「筋肉」「歯」の3つの機能を衰えさせないようにする**ことがカギになると考えています。

それぞれ、理由を簡単に説明しましょう。

先にも述べたように、肝臓は「歳をとらない臓器」です。80歳、90歳になっても若々しい肝臓を持っている人は大勢いらっしゃいます。そして、このように年老いても肝機能をしっかり保っていると、肝臓のもたらす〝健康パワー〟が高齢になればなるほど効果的に発揮されるようになるのです。

どういうことかというと、肌、髪、血管、心臓、腎臓、胃腸など、他の臓器は歳を重ねれば相応に衰えるわけですが、こうした衰えが進めば進むほど、肝臓がどれだけ活発に働

いているかが大きくモノを言うことになるのです。

これは、他の臓器の歳相応の衰えを、肝臓の元気さがカバーしていると考えれば分かりやすいかもしれません。**高齢になっていろんな部分が衰えてきても、肝臓という一大化学工場において代謝や解毒などの仕事がつつがなく行なわれていれば、もろもろの衰えがカバーされてダメージがあまり目立たなくなっていきます**。だから、歳をとっても若々しい肝臓をキープしている人は、他の臓器の衰えをカバーして健康に長生きできる可能性を高めることができるし、反対に、早い段階で肝臓の機能を低下させてしまった人は、他の臓器の衰えをカバーすることができず早く老い衰えていってしまう可能性が高くなるわけです。

つまり、80代、90代の健康度は、肝臓にどれだけのパワーや活力が残っているかで大きく左右されるということ。**肝臓は、言うなれば「長生きを生み出す動力源」のような臓器**なのでしょう。だからこそ、なるべく若いうちから肝臓をケアして、動力源のパワーを落とさないようしっかり機能をキープしていく姿勢が必要なのです。

次に「筋肉」についてですが、たぶんこれは説明しなくてもみなさんだいたいお分かりでしょう。

80代、90代になると、「動く機能」がどれだけ残っているかによって、衰え具合に激しい差がつくことになります。そして、その**「動く機能」存続の決め手になるのが筋肉量**ということになります。

60代や70代の項目でも述べましたが、筋肉量の低下スピードは高齢になるとどんどん加速してきます。この衰えを食い止めるには、やはり日々の筋トレやウォーキングの習慣づけが不可欠。ただ、80代、90代の場合は無理に運動しようとすると転倒して骨折してしまう可能性もあるので、決して無理をせず「自分ができる範囲」で体を動かすよう心がけてください。また、特別な運動をするだけでなく、スーパーへ歩いて買い物に行ったり、ATMや郵便局へ歩いて行ったりと、ちょっとした用事で小まめに体を動かし続けていくことをおすすめします。そういう心がけがあるかないかで「動く機能」をどれだけキープできるかは大きく違ってくるはずです。

さらに、「歯」についても言及しておきましょう。

先にも述べたように、歯や口の好不調は「食べる機能」をどれだけ残していけるかに関わってきます。80代、90代ともなれば、歯が少なくなったり、噛む力が落ちてきたり、入れ歯が不調だったり、飲み込みが悪くなってきたりする人も多くなるので、非常に切実な

● 80代・90代の肝臓対策ポイント

80代・90代は「肝臓」「筋肉」「歯」を衰えさせないことがカギ

「動く機能」の存続のため、日常の歩行を大切にする

「食べる機能」の存続のため、歯や口の不調を甘く見ない

80代・90代は好きなものを好きに食べていい「幸せな時期」

たとえば、こんなこと、思い当たりませんか？

- ☑ 歳をとって、何をするにも気力や体力がついてこなくなってきた
- ☑ ちょっと外を歩いただけで疲れてしまう
- ☑ 食が細くなって、3度の食事がめんどうになってきた
- ☑ 歯が少なくなって、噛む力、飲み込む力が落ちてきた気がする
- ☑ 肉や卵を食べることが少なくなった
- ☑ 病院で「アルブミン値が低い」と言われた
- ☑ 自分の肝機能がどういう状態になっているのかを知らない

↓

！

80代・90代で「動く機能」「食べる機能」をしっかりキープしておけば「100歳超え」も夢ではなくなる。

問題になるはずです。誤嚥性肺炎でも起こそうものなら、それがきっかけで食べられなくなったり、肺炎をこじらせて亡くなったりするケースも少なくありません。

対策は、60代や70代の項目でも述べたように、歯周病を防ぎ、オーラルフレイルの進行を防いでいくことに尽きます。ただ、個人のケアでは限界もあるので、定期的に歯科医院に通い、歯や口の小さな不調の芽を未然に取り除いていくようにしてください。ぜひ、これまでよりも歯科医院の利用回数を多くして、小まめに通うようにすることをおすすめします。

なお、80代、90代の食事に関してですが、**噛む機能や飲み込み機能に何の問題もないのであれば、もう好きなものを好きに食べて構いません**。お好きなのであれば、甘いお菓子やフルーツを食べたって構いませんし、甘い飲み物を飲んだって構いません。〝そんなものを摂ったら脂肪肝になっちゃうんじゃ……〟と思うかもしれませんが、この年齢まできたら糖質摂取量を気にする必要もありません。脂肪はいざというときのために体内に蓄えられるエネルギーであり、多少ストックがあるほうがよく動けるので、むしろ、「**ちょっとくらい脂肪肝があってもいい**」と思ってください。

要するに、80代、90代は、健康を気にすることなく、何でも好きなものを好きに食べることができる「幸せな時期」なのです。長い人生の中でも「何でも好きに食べていいよ」

と言われるのは、最終コーナーを回ったこの時期だけかもしれません。

でも、だったらみなさん、この「幸せな時期」を好きなものを好きに食べて大いに謳歌したいものですよね。だから、80代、90代の幸せを謳歌するためにも、早い段階から歯や口のケアを心がけ、「おいしいものをおいしく食べられる機能」をしっかりとキープしておく必要があるのです。

「食の楽しみ」というものは、年齢を重ねるごとに大きなウエイトを占めるようになっていくものです。老人ホームに入っているお年寄りには「今日のごはんは何だろう」と、朝から楽しみにしているような方も少なくありません。そういう楽しみを失ってしまわないよう、できるだけ長く「食べる機能」を維持していくようにしてください。

このように80代、90代は、肝臓という「動力源の機能」をしっかりさせておいて、「動く機能」と「食べる機能」を衰えさせないようにしておけば、長く楽しい人生を送れるものなのです。私は、「肝臓」「筋肉」「歯」の3つとも丈夫に保っていれば、わりと普通に100歳まで行けるのではないかと考えています。

百寿者のことを「センテナリアン」、110歳以上に達した方を「スーパー・センテナリアン」と呼ぶのですが、3つの機能が整っていれば、センテナリアンはもちろん、スーパー・センテナリアンになるのも可能なのではないでしょうか。みなさんも3つの機能を大切にしながら、「そこ」を目指してみてはいかがでしょう。

肝臓を復活させて、この先の人生を長く楽しく謳歌しよう

ここまで、年代ごとの肝臓対策ポイントを見てきましたが、みなさん、いかがでしょう。いま何歳であろうとも、肝臓、筋肉、歯などをしっかりケアすることが後々の人生の健康につながることがお分かりいただけたのではないでしょうか。

そこで、みなさんにいま一度確認していただきたいのが「**肝臓は何歳からでも復活させることができる**」という点です。

先にも述べたように、肝硬変を悪化させでもしない限り、肝臓は機能を落としてしまってからでも回復させることができます。たとえ脂肪肝などの肝機能障害があったとしても、糖質摂取を控えたり、甘い飲み物を控えたり、ダイエットをしたりすれば、着実に機能を取り戻すことができるのです。

実際に私のクリニックには、そういう患者さんがたくさんいらっしゃいます。そして、

多くの患者さんが肝臓を復活させて、ご自身の人生のコースをより健康な方向へ軌道修正することに成功されているのです。

私は、人生の半ばで肝臓を復活させることは、自分の人生を「**病気がちで暗く生きていくコース**」から「**元気で健康に長生きする明るいコース**」へとシフトチェンジするようなものだと思っています。

みなさんは、どっちのコースへ行きたいでしょう。

もちろん、肝臓を復活させて元気で長生きするコースに決まってますよね。そのコースに乗るためにやるべきことは、もうみなさん分かっているはず。そう、前章で紹介した「歯よりスター（ア）ト」やこの章で紹介した「年代別の注意事項」を日々セルフケアで実践していただければいいのです。

誰しも人生は一度きりです。先々の人生で後悔することのないように、ぜひみなさんは早めに肝臓を復活させて人生コースをシフトチェンジするようにしてください。

人生を元気に長生きして楽しく謳歌している人は、必ずと言っていいほど健康で若々しい肝臓を保っているのです。ですから、みなさんもそういう肝臓をキープして、この先の人生を長く楽しく謳歌できるようにしていきましょう。肝臓を大復活させて、100年安泰な人生を築いていこうではありませんか。

肝臓大復活 成功事例⑤

高カカオチョコレートで内臓脂肪・脂肪肝・糖尿病改善(Eさん:40代女性)

1か月で
3キロ減量
ALT
63→34

コロナ禍で家にこもる生活を続けていたところ、Eさんはおせんべいやお饅頭を間食に食べる習慣がついてしまい、1年で6kgも体重が増えてしまいました。コロナ禍明けもその間食習慣は直らず、健診で脂肪肝と糖尿病を指摘されるハメに……。当クリニックを受診する運びになりました。

そんなEさんに、私は「間食がやめられないなら高カカオチョコレートを食べなさい」と勧めました。「チョコは太る」と信じていたEさんは初めは気乗りしないようでしたが、思い直して「朝昼晩の食前に高カカオチョコ1枚(5g)ずつ、10時、15時にもおやつ代わりに各1枚」の摂取を日々実践。すると、たった1か月で3kgの減量に成功し、ALTが63から34へと改善。HbA1cも7.4%から6.5%に改善しました。おせんべいやお饅頭にも手が伸びなくなったそうで、Eさんは「健康にやせて病気が治るだけでなく、食欲も抑えられることを実感しました」とよろこんでいます。

肝臓大復活 成功事例⑥

脂肪肝からNASH、さらに肝硬変と進展するも生活改善にて正常な肝臓へ戻る!(Fさん:70代女性)

Fさんは近くの医院から紹介を受けて私のクリニックに来られた方です。AST54、ALT83と中程度の脂肪肝でしたが、初診時、すでに肝臓に炎症があり、線維化の兆候が見られました。これはNASH(現在の正式名称はMASH)と呼ばれ、改善しなければ、肝硬変に進行してしまいかねない危険な状態です。話を聞くと、これまでいろいろとストレスや悩みがあって、甘いものを食べることで解消していたそう。家ではすぐ手の届くところにおせんべい、お饅頭、あめ玉、フルーツなどを置いていて、ストレスがたまるたびに無意識に口に運んでいたそうです。

しかし、Fさんはなかなかこうした習慣を改善することができず、3年後、とうとう初期の肝硬変になってしまいました。ただ、その肝臓の検査画像を一緒に見て、Fさんはさすがに「これはたいへんだ」と自覚。その後は肝臓をケアする理想的な食事や運動にまじめに取り組むようになりました。初診から5年が過ぎたいま、Fさんの肝臓は線維化も取れて、ほぼ正常な状態にまで回復しています。

第4章

肝臓を復活させる15の新しい常識

いつまでも「古い常識」に縛られていてはいけない

ここまでの章は、「人間の健康にとって脂肪肝を防ぐことがいかに大切か」「肝臓の機能を維持するのに糖質摂取をコントロールすることがいかに大事か」といった点を中心に述べてきました。

たぶん、これまで述べてきた中でも「従来の常識とは違った新しい発見」をいろいろ見つけられたのではないでしょうか。

ただ、まだ「肝臓をすみやかに復活させるために知っておいていただきたいこと」がいくつか残されています。アルコールの問題、カロリーの問題、サプリメントの問題、加工食品の問題、ストレスの問題などなど……。じつは、一般の方々にはこれらの問題を誤解して捉えている方が多く、そうした誤解が肝臓を回復させる障壁になっているケースも少なくないのです。

たとえば、肝臓の健康を回復するというと、連鎖反応的に「じゃ、アルコールを控えなきゃ」ということが頭に浮かぶ人が多いのですが、**アルコールは必ずしも肝臓に悪いばかりとは限りません**。もちろん飲みすぎはいけないのですが、健康にプラスになる面もいろいろあって、すべての飲酒者に「禁酒」「節酒」「休肝日」などの対策が必要なわけではないのです。

おそらく、お酒が好きな方にとっては、これまで一般に言われてきた常識を覆す「うれしい情報」なのではないでしょうか。肝機能回復のためにストレスを感じながらずっとアルコールを我慢してきた方は「そんな話があるなら、もっと早く知っておきたかった」と思うかもしれません。

ですから、この最終章では、「肝臓をスムーズに回復させるために、知っておいたほうがいい新常識」をまとめて紹介していくことにしましょう。

肝臓の健康を守り抜いていくには、アップデートされた正しい知識を持つことが大事です。いつまでも「古い常識」に縛られていてはいけません。これから紹介する「15の新しい常識」は、みなさんがこれから長年にわたって肝臓の機能を守り抜いていくために役立つことばかりです。

ぜひみなさん、これらの新しい常識を身につけて肝臓を復活させて、健やかな肝臓を末永くキープしていくようにしてください。

新しい常識❶

アルコールを飲む人のほうが長生きだった!?

「酒は健康によくないもの」――みなさんは頭からそう決めつけてはいないでしょうか。無論、飲みすぎはよくありません。でも、「適量」の飲酒であれば、健康に役立つ面もあるのです。

たとえば、「**酒をまったく飲まない人よりも、適量飲酒を習慣にしている人のほうが死亡率が低い**」という研究報告があります。この研究は、死亡率を縦軸にしたグラフの形状が「J」に似ていることから、「Jカーブ効果」と呼ばれています（次ページのグラフ参照）。見てお分かりのように、アルコール摂取量が1日あたり7～40gだと酒を飲まない人よりも死亡率が低く、より長生きということになるわけです。

いったいどうして死亡率が下がるのか。その理由は、適度な飲酒が血行を促して、動脈硬化の予防につながるためと考えられています。実際、適量の飲酒によって心筋梗塞などの虚血性心疾患や脳梗塞などの脳血管疾患が抑制されることも報告されているのです。また、適量の飲酒が血糖値の上昇を抑えて糖尿病の予防につながることも定説となっています。

アルコールを適量飲む人は長生き!?

飲酒習慣と総死亡率の関連グラフ(Jカーブ効果)

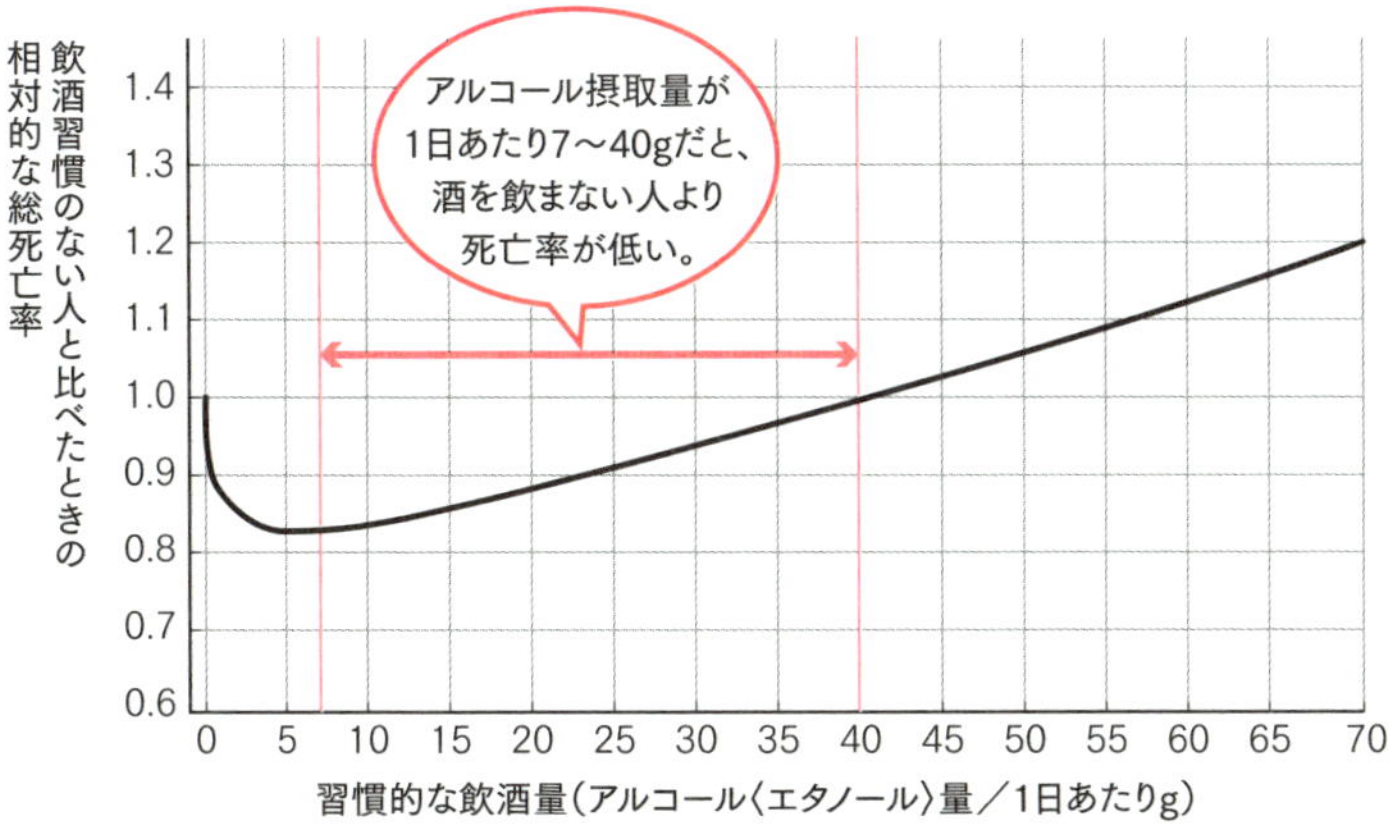

出典:米国保健科学協議会のレポート(1993年6月)

虚血性心疾患の死亡率とアルコール飲用頻度

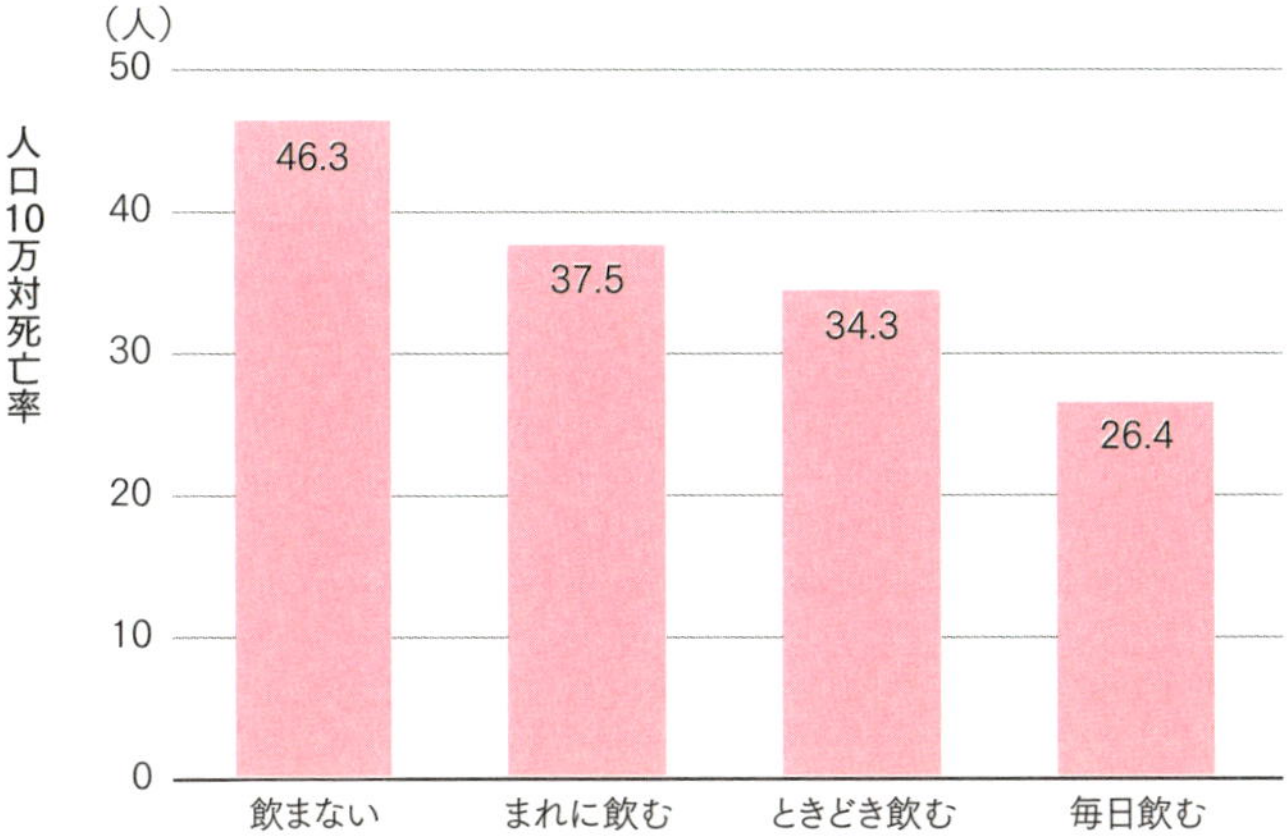

出典:公益社団法人アルコール健康医学協会「アルコール白書」

さらに、適量の飲酒は脂肪肝や肥満の改善にも効果をもたらします。肝臓がアルコールを分解する際に肝臓内の糖が消費され、その糖の減少によって中性脂肪が減少することが分かっているのです。

ただ、こうした効果は、あくまで「適量」という〝ただし書き〟つきです。適量を超えた過度の飲酒はさまざまな疾患のリスクを高めることを決して忘れてはいけません。

新しい常識2

お酒の「適量」は一人ひとり違う

では、アルコールの「適量」とはいったいどれくらいなのでしょう。

じつは、「適量」に関してはさまざまな見解があります。たとえば、最近、厚生労働省がまとめた飲酒ガイドラインでは、生活習慣病のリスクを高める1日あたりの平均純アルコール摂取量を「男性40g以上、女性20g以上」としています。以前は純アルコールで1日に60g以上飲む人を「多量飲酒者」として、その割合の低下を目標にしていたのですが、なかなか多量飲酒者の割合が下がってこないため、今回のガイドラインではリスクラインの下方修正がなされたようです。

もっとも、いちばん大事にしなくてはならないのは、「**適量には個人差がある**」という点だと思います。

そもそも、お酒に強いか弱いかの8割は遺伝子で決まっていて、お酒に強い遺伝子の持ち主はアセトアルデヒドの分解能力が高く、飲んでも顔が赤くなりません。一方、飲めるけどあまり強くない人はアセトアルデヒド分解能力が低く、顔が赤くなりやすい。さらに、まったく飲めない人はアセトアルデヒド分解能力がほぼなく、飲むとすぐに赤くなってしまうのが特徴です。

つまり、遺伝的にお酒に強い人は「適量」も多くなるし、遺伝的にあまり強くない人は「適量」を少なめにしたほうがいいということ。ですから、自分のタイプをちゃんと自覚したうえで「自分にとっての適量」をつかむようにしていくべきでしょう。

ちなみに、前の項目で紹介した「Jカーブ効果」では1日あたりの純アルコール量7～40gが〝体にいい〟とされています。純アルコール40gは、ビールなら中瓶2本（中ジョッキ2杯分）、日本酒なら2合、ワインならグラス3杯、ウイスキーならダブル2杯、350㎖の缶酎ハイ（7％）なら2本分（サワーをジョッキ2杯分）ということになります。あくまで参考ですが、自分にとって最適な量を見極めて、末永く健康的にアルコールとつき合っていくようにするといいでしょう。

●「適量」のアルコールとは？

◉ 純アルコール40gの場合の目安

ビール

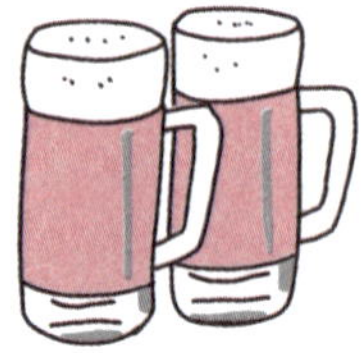

中ジョッキ2杯
または中びん2本

ワイン

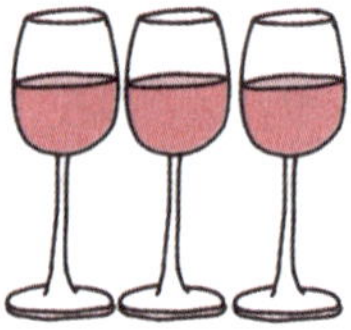

グラス3杯
（約360ml）

ウイスキー

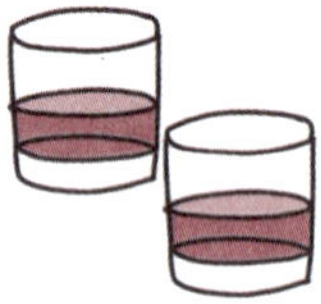

ダブル2杯

日本酒

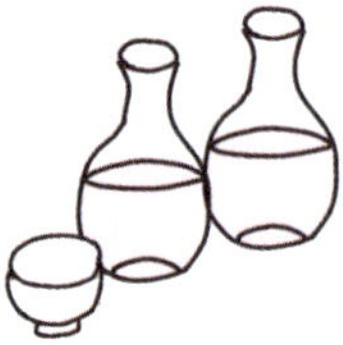

2合

焼酎

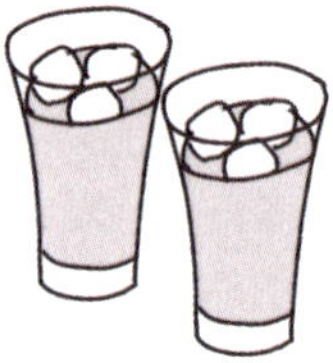

水割り2杯

サワー（7％）

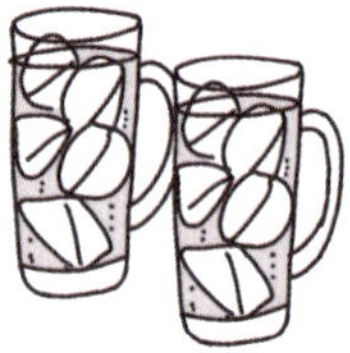

ジョッキ2杯
または350ml缶2本

アルコール量の計算方法

お酒の度数（％）×お酒の量（ml）×0.8÷100
＝純アルコール量（g）

度数40％のウイスキー50mlの場合……

40×50×0.8÷100＝16（g）

新しい常識3

「適量」なら毎日飲んでも問題ない

最近は「肝臓の健康のため、週に1~2日は休肝日を設けよう」というのが常識になっているようです。

しかし、私はこの「常識」にも疑いの目を向けています。

それというのも、「昨日は休肝日にしたから、今日は飲んでいいや」とたくさん飲んでしまったら意味がないから。**休肝日を設けると、我慢していた反動で過剰に飲んでしまう人がけっこう多い**んですね。

私は、休肝日は不要だと考えています。アルコール摂取量は1週間単位で管理をしていくのがもっとも合理的。つまり、1日の適量が純アルコール量20gの人は1週間で140gに収まるようにコントロールしていけばいいし、1日の適量が純アルコール量40gの人は1週間で280gに収まるようにコントロールしていけばいい。そういうふうに「週の適量」を超えないようにして飲んでいけば、毎日飲んでも問題はないし、休肝日も必要なくなるというわけです。

それに、こういうふうに1週間単位で帳尻合わせをしていけば、週末に宴会の予定があるときなどは、週の前半はセーブしておいて、宴会のときにたくさん飲むという飲み方もできますよね。

私はむしろ、そういう飲み方をするほうがストレスがたまらず、結果的にアルコールを健康の味方につけることができるのではないかと思うのです。ぜひみなさんもトライしてみてはいかがでしょう。

新しい常識④

「お酒で太る」はウソだった⁉

「ビール腹」「酒太り」という言葉があるように、お酒好きの人には見事に出っ張ったおなかの持ち主が多いものです。そのため、「アルコールを飲むと太る」というのも常識として捉えられているようですが、本当にそうなのでしょうか。

アルコール類はわりとカロリーがあることが知られています。たとえば、ビール500㎖は約200㎉であり、ごはん1膳分に相当します。「これを飲み続ければ当然太る」と思う人も多いでしょうが、こうしたアルコール自体のカロリーが肥満につながることはありません。

なぜなら、アルコールに含まれるエネルギーの多くがすぐに熱量として放出されてしまうから。放出されて体内でエネルギーとして利用されることがないために「アルコールはエンプティカロリー」という言われ方がされているわけです。つまり、アルコールをたくさん飲んでもそのエネルギーが体内に蓄積されることはなく、「お酒で太る」はウソだったということになります。

では、お酒をよく飲む人にはどうして太った人が多いのでしょう。

じつは、**原因はアルコールではなく、一緒に食べるおつまみ**なのです。酒太りの原因の9割はつまみだと言ってもいいでしょう。

とりわけ、糖質の多いつまみには要注意です。居酒屋によくあるメニューを挙げるとフライドポテト、ポテトサラダ、ポテトコロッケ、肉じゃが、ピザ、チヂミ、たこ焼き、ビーフン、焼きそば、焼きうどん、フルーツサラダ、フルーツ盛り合わせなど。こうしたつまみに含まれる糖質は、お酒と一緒に摂取すると、よりいっそう吸収されやすくなることが分かっています。それに、さんざん飲んでつまんだ後の締めとして、ラーメン、お茶漬け、おにぎりなどを食べたら、当然ながら大量の糖質が入ることになります。すなわち、こうしたつまみや締めの炭水化物に多く含まれる糖質が中性脂肪に変換され、皮下脂肪や内臓脂肪、肝臓の脂肪として次々に蓄積されていくことになるわけです。

アルコールのつまみは何を選ぶべき?

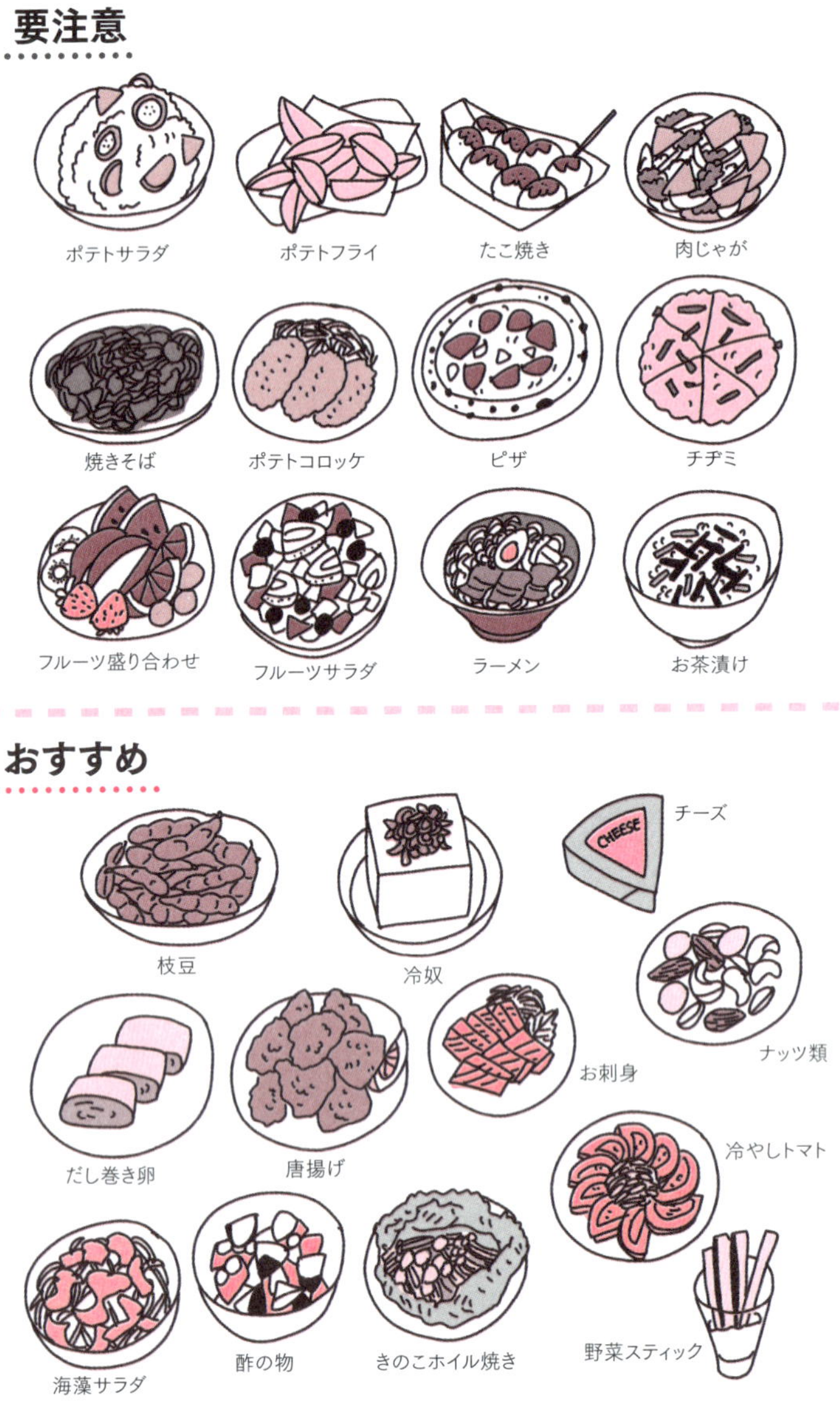
要注意
ポテトサラダ
ポテトフライ
たこ焼き
肉じゃが
焼きそば
ポテトコロッケ
ピザ
チヂミ
フルーツ盛り合わせ
フルーツサラダ
ラーメン
お茶漬け
おすすめ
枝豆
冷奴
チーズ
CHEESE
ナッツ類
お刺身
だし巻き卵
唐揚げ
冷やしトマト
海藻サラダ
酢の物
きのこホイル焼き
野菜スティック

さらに、カクテル、サワーや甘いチューハイ、梅酒などの甘いお酒に含まれる糖質も太る原因として見逃せません。こうしたアルコールには果汁や果糖ブドウ糖液糖などが含まれていて、こうした**糖質たっぷりのお酒を何杯も飲むのは、ジュースや甘い炭酸飲料をたくさん飲むのとたいして変わりません**。

一方、お酒のつまみとしておすすめなのは、枝豆、冷奴、お刺身、唐揚げ、ナッツ類、チーズ、だし巻き卵、きのこホイル焼き、野菜スティック、海藻サラダ、冷やしトマト、酢の物などで、なるべくたんぱく質や食物繊維豊富な食品を意識してオーダーするといいでしょう。こうしたものをつまんでいる分には、肥満や脂肪肝が進むことはそうそうありません。

なお、**つまみが太る原因だからと言って「つまみなし」で飲むのはNG**です。何もつまずにアルコールだけ飲むスタイルは肝臓にかかる負担を大きくしてしまいます。とくに強いアルコールを何もつまますに流し込むのは「**肝臓いじめ**」に等しいと思っておくべきでしょう。

それと、飲み方についてひとつつけ加えておくと、**飲酒中、チェイサーで水を飲む**のを習慣づけることをおすすめします。アルコールには利尿作用があり、飲んだお酒の量よりも多い水分が体から排出されます。体の水分量が減ると、血中アルコール濃度が上がって酔いが回りやすくなったり二日酔いになりやすくなったりしてしまうのです。だから、アルコールと同じ量の水分を飲む心がけが大切。ぜひ、水やノンアルコールドリンクを適宜挟みながらゆっくりお酒を楽しむようにしてください。

新しい常識⑤

肝臓のために「摂りたい食品」と「控えたい食品」を頭に入れておこう

ここで、肥満や脂肪肝、糖尿病を防ぐために「少し控えておきたい食品」と「積極的に摂りたい食品」とについて整理しておきましょう。

まず「**少し控えておきたい食品**」です。

もちろん最優先で注意すべきは糖質の摂りすぎです。先にも述べたように、ごはん、パン、麺類などの主食については、1~2割、量を減らして摂るようにしてください。また、フルーツと甘い飲み物は、摂らずに済むならそれに越したことはありません。**フルーツを食べるなら、たまに少量を摂る程度**にとどめておくほうがいいでしょう。ジュース、スポーツドリンク、野菜ジュース、乳酸菌飲料などの甘い飲み物も習慣的に摂るのはNG。たまに少量を飲む程度なら構いませんが、飲み物は水、お茶、ブラックコーヒーなどの甘くない飲み物を基本に据えることをおすすめします。このように、普段から「主食」「フルーツ」「甘い飲み物」の3点に気をつけておくだけでもかなりの量の糖質を減らすことにつながるはずです。

あと、おせんべい、スナック菓子、アメ、果汁の入ったグミ、プリン、ゼリー、ケーキ、クッキー、アイスクリームなどをよく食べる人は、なるべく減らすように心がけてみてください。ゼロにしろとは言いませんが、毎日これらを無意識に口に放り込むような習慣は改善しなくてはなりません。「毎日間食で食べるのはやめる」「1日に1個だけにする」「甘いお菓子はたまに『自分へのごほうび』として食べる」といったように、自分なりに制限を設けつつ、食べすぎを防いでいくことをおすすめします。

なお、じゃがいも、さつまいもなどのいも類、にんじん、れんこんなどの根菜類も糖質が多い食品として知られています。それほど神経質になる必要はありませんが、じゃがいもやにんじんがたくさん入ったカレー、さといもや根菜類がたくさん入ったけんちん汁などをしょっちゅう食べていると肥満につながりやすくなります。一応、頭の隅にとどめておくといいでしょう。

さらに、けっこう盲点なのが調味料類です。砂糖やはちみつに糖質が多いのはもちろんなのですが、みりん、麺つゆ、焼き肉のたれ、納豆のたれ、ノンオイルドレッシングなど

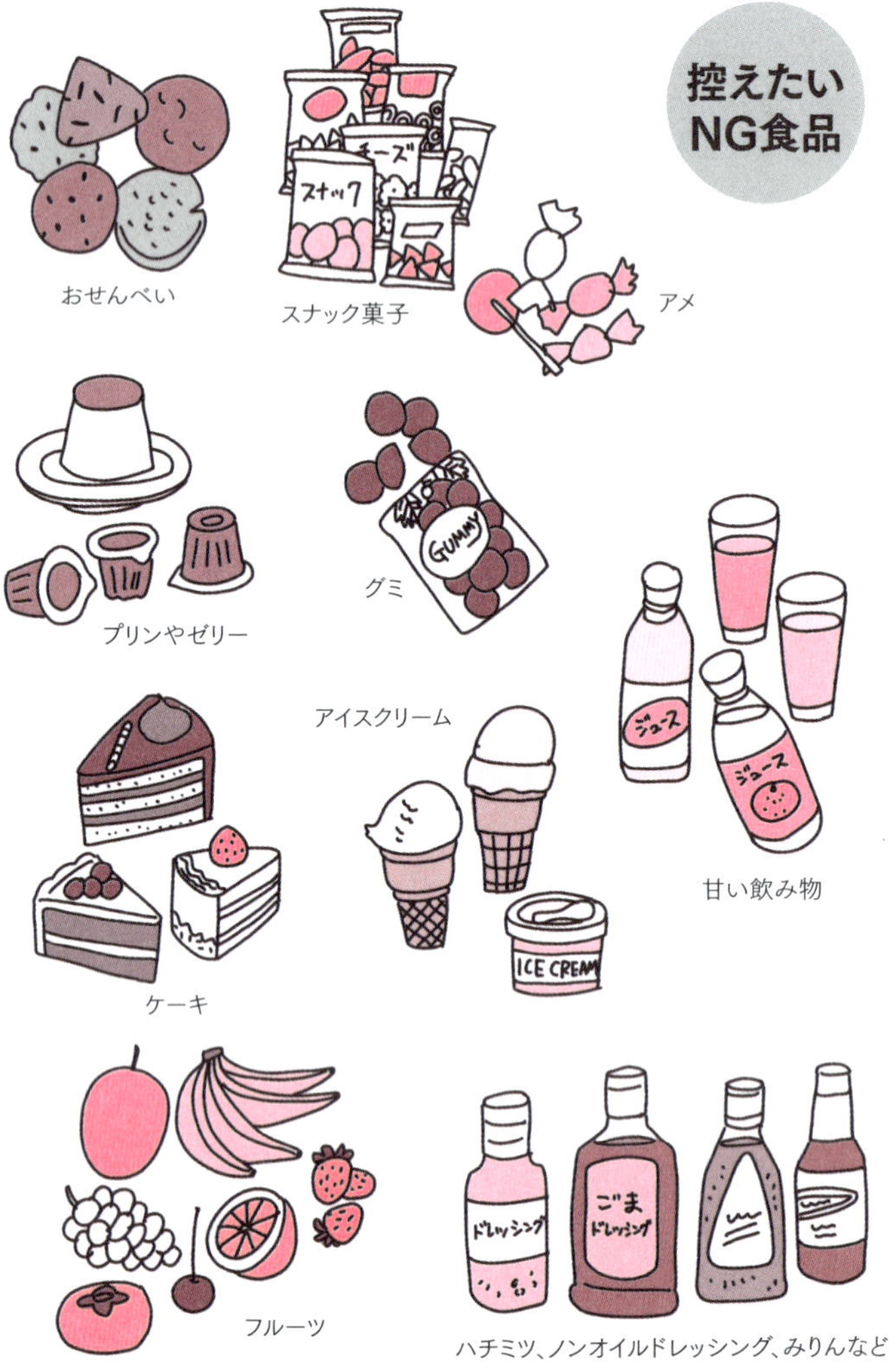
控えたい
NG食品
おせんべい
スナック菓子
チーズ
スナック
アメ
プリンやゼリー
グミ
GUMMY
アイスクリーム
ICE CREAM
ジュース
ジュース
甘い飲み物
ケーキ
フルーツ
ドレッシング
ごま
ドレッシング
ハチミツ、ノンオイルドレッシング、みりんなど

肝臓のために「摂りたい食品」と「控えたい食品」

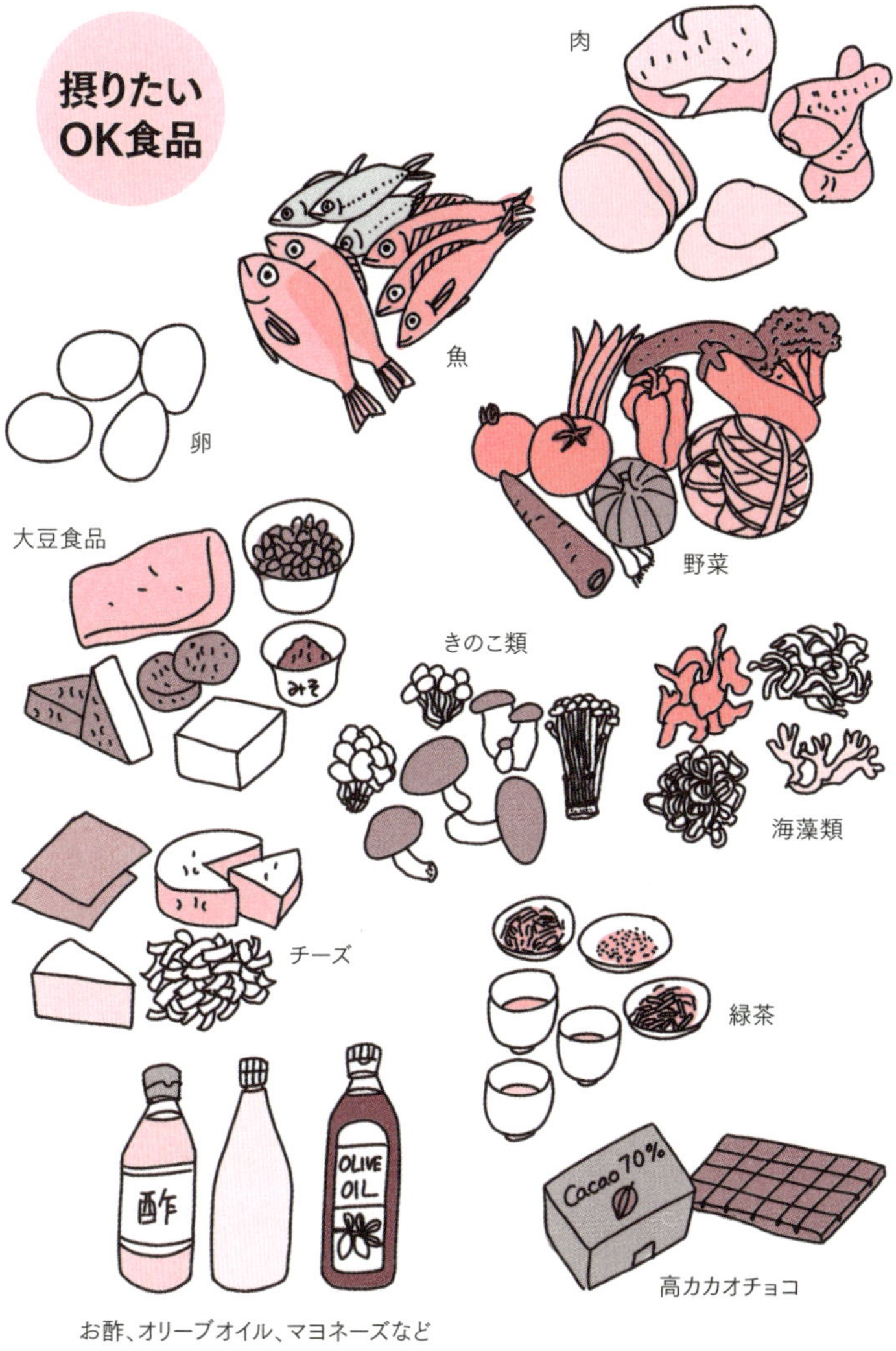
摂りたい
OK食品
肉
魚
卵
野菜
大豆食品
みそ
きのこ類
海藻類
チーズ
緑茶
Cacao 70%
高カカオチョコ
酢
OLIVE OIL
お酢、オリーブオイル、マヨネーズなど

にもかなりの量の糖質が含まれています。こちらもあまり神経質になる必要はありませんが、肥満、脂肪肝、糖尿病などが気になっている方は、使用量を減らしたり使用頻度を減らしたりして工夫するといいでしょう。

次に「**積極的に摂りたい食品**」です。

最優先に摂りたいのは、肉、魚、大豆製品、卵、チーズなどのたんぱく質。先にも述べたように、糖質を減らした分、しっかりたんぱく質を摂って、全体の食事量を減らさないようにする姿勢が大切です。後で述べますが、たんぱく質の摂取は、アルブミンという物質を維持するのに不可欠。このアルブミンによって体の栄養や筋肉量がしっかり保たれるようになるのです。ですから、少なくとも毎食必ず1品はたんぱく質食品を摂るように心がけてください。

また、野菜、きのこ類、海藻類も積極的に食べて、食物繊維をたっぷり摂取するようにしましょう。食物繊維の摂取は腸内環境を整えるのに不可欠ですが、腸内環境が整えられて便秘などが解消すると、肝臓にも好影響がもたらされます。ですから、腸の健康だけでなく、肝臓の健康を守るというつもりで、野菜やきのこ類、海藻類をふんだんに摂るようにするといいでしょう。

それと、調味料で積極的に使っていいものには、お酢、オリーブオイル、マヨネーズなどが挙げられます。お酢には肝臓の脂肪や内臓脂肪を減らす働きがありますし、オリーブオイルには脂肪燃焼に役立つ作用があります。マヨネーズは太りそうなイメージがありますが、じつは逆であり、血糖値を上げにくくしてインスリン分泌を抑え、**糖質の中性脂肪への変換を抑える**のに役立ちます。

ですから、お酢を使ってマリネや酢の物をつくったり、オリーブオイルで肉料理や魚料理を楽しんだりするのもおすすめですし、マヨネーズはサラダを食べるのはもちろん、鶏の唐揚げやカキフライ、ゆで卵、魚卵、刺身などさまざまな食品につけて食べるのもおすすめとなります。

ぜひ、これらの「少し控えておきたい食品」と「積極的に摂りたい食品」をうまく見極めつつ、日々「肝臓がよろこぶ食卓」をつくり出してみてください。きっと、その食卓は、生活習慣病のリスクを減らし、長く健やかな人生を送れることへつながっていくはずです。

新しい常識6

「カロリー計算」とはいい加減おさらばしよう

前の項目で「肝臓のために積極的に摂りたい食品」を紹介しました。肉、魚、卵、乳製品、マヨネーズ……このラインナップを見て「みんなカロリーが高いものばかりじゃないか、こんなものを積極的に食べてたら太ってしまうんじゃ……」と心配になった方もいらっしゃるのではないでしょうか。中には、心配のあまり、1日に食べたもののカロリーを計算しようとする人も出てくるかもしれません。

しかし、じつはこういう点にこそ「**カロリー計算の落とし穴**」があるのです。

たしかに、私が勧める「肝臓のために積極的に摂りたい食品」「ダイエットのために積極的に摂りたい食品」はいずれもカロリーが高めです。でも、高カロリーだからと、食べるのをやめたり減らしてしまったりすると、食事量が落ちて体に必要な栄養分まで不足するという結果を招きがちになります。

とりわけ、肉、魚、卵、乳製品などのたんぱく質が不足するとアルブミンが低下して筋肉量が落ちたり栄養失調を起こしたりするようになってしまいます。また、ダイエットをしている人の場合、筋肉や栄養の不足から体が飢餓状態に陥り、その本能的危機感からドカ食いをして、てきめんにリバウンドをすることになります。そして、リバウンドをすると逆に体重がいっそう増えて、心にも体にも大きなダメージが残るという結果を招くことになるのです。

ですから、「肝臓をよくしたい」「脂肪肝を解消したい」「ダイエットを成功させたい」

という気持ちがあるなら、カロリーを基準にするのはやめるべきです。みなさんの中には**「高カロリーのもの＝太る」「低カロリーのもの＝やせる」**という単純な発想が頭に染みついてしまっている人も多いかもしれませんが、その発想とはいい加減おさらばしたほうがいい。カロリー計算はもちろん、カロリーの高い・低いで食品をセレクトしようという発想自体に別れを告げることをおすすめします。

それに、そもそも脂肪肝や肥満の解消にカロリー制限が無意味なことは、「高カロリー食を食べたとき」と「高糖質食を食べたとき」の血糖値の上がり具合を比較しても明らかです。188ページのグラフでは、高カロリー食のサーロインステーキ（160g）を食べたときには食後血糖値にほとんど変化が見られないのに対し、高糖質食のおにぎり3個と缶コーヒーを摂ったときには食後血糖値が急激に上昇していることが分かります。高カロリーのステーキはほとんど糖質が含まれず血糖値も上がりません。一方のおにぎりはカロリーは低くても糖質のかたまりのようなもの。そのため、てきめんに血糖値が上がってしまうわけですね。

つまり、控えるべきは「カロリー」ではなく「糖質」だということ。おにぎりを食べたときのように急激に血糖値が上がるとインスリンが大量に分泌され、それを合図に余分な糖質が次々に中性脂肪へと変換されることになります。そして、その脂肪蓄積が脂肪肝や

カロリーを気にするのは無意味

高カロリー食と高糖質食を食べたときの血糖値の上がり方

高カロリーなものを食べた後の血糖値の変化

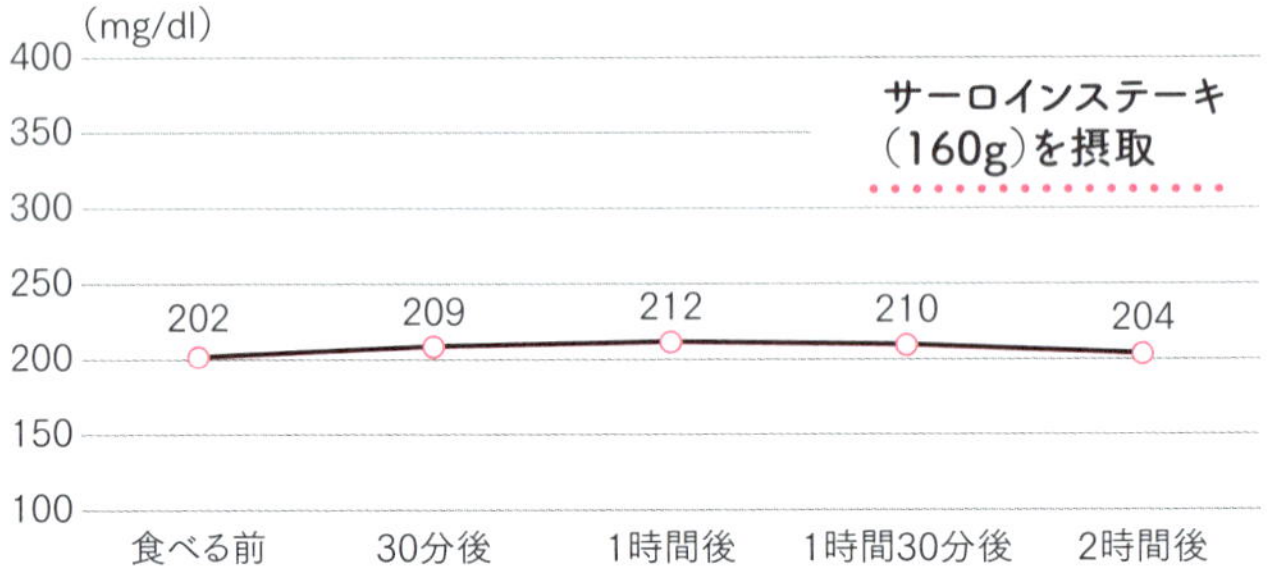

高糖質なものを食べた後の血糖値の変化

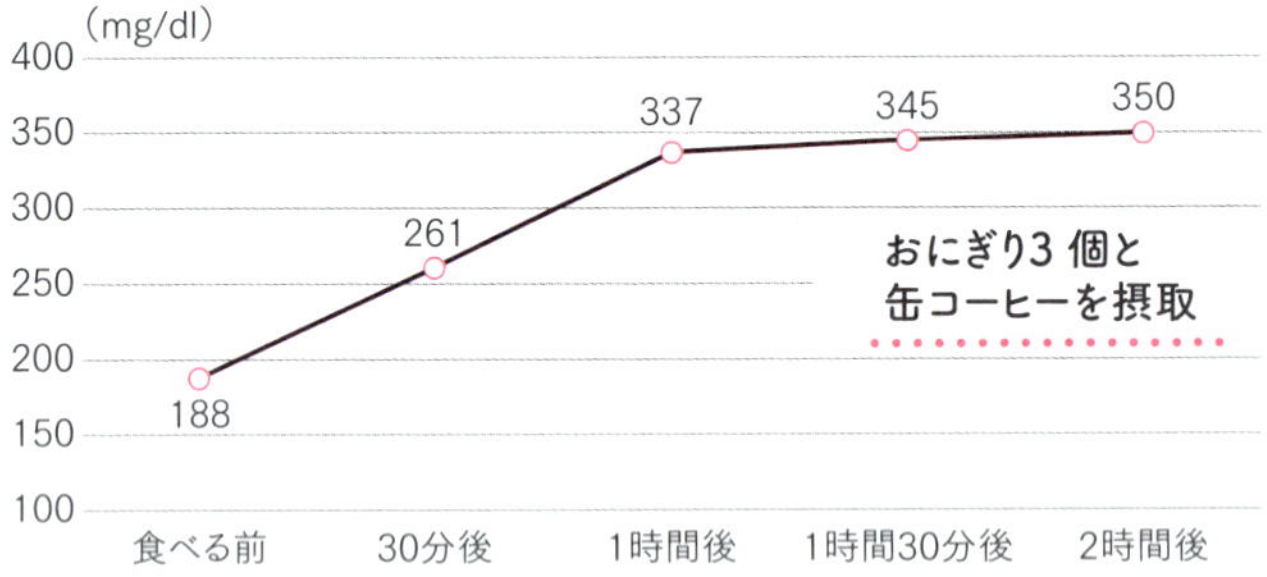

「カロリーが高いか低いか」ではなく「糖質が多いか少ないか」で食品を選ぶことが大切

出典:栗原クリニック東京・日本橋調べ

肥満の原因になっていくのです。

ぜひみなさんも、こうしたメカニズムをしっかり頭に入れたうえで、脂肪肝や肥満の解消に取り組むようにしてください。あくまで何を食べるかの基準になるのは「カロリーが高いか・低いか」ではなく、「糖質が多いか・少ないか」「血糖値を急激に上げるか・上げないか」なのです。

新しい常識7

肝臓に悪い「ヤバイ酒」の見分け方

じつは、お酒の中にも**「肝臓に悪いお酒」**と**「肝臓に悪くないお酒」**とがあります。その見極めポイントのひとつはやはり糖質量。なるべく糖質の少ないお酒を選ぶほうが肝臓にかかる負担が少なくなるのです。

広く知られているように、アルコールは醸造酒と蒸留酒に大別され、ビール、日本酒、ワインなどの醸造酒には糖質が含まれています。一方、ウイスキー、ブランデー、焼酎などの蒸留酒には糖質は含まれません。ですから、「肝臓への負担が少ない」という点では**糖質ゼロの蒸留酒を選ぶほうがいい**ということになります。

ただし、蒸留酒ではあっても、チューハイやカクテルには果汁やリキュールで割ってあるものが多く、果糖ブドウ糖液糖が使われていることも少なくありません。蒸留酒を割って飲む場合には、こうした部分の糖質量にも気をつけるべきでしょう。

また、最近はアルコール度数を低く抑えてジュースのような甘さで飲みやすくした350㎖缶の「カクテルサワー」が数多く発売されています。先にも述べましたが、こうした糖質の多いアルコールを毎日のように飲んでいたら、それだけで脂肪肝が進んでしまいかねません。梅酒や甘酒、甘い缶チューハイを含めて「**甘いアルコールは肝臓によくない**」と覚えておくべきでしょう。

さらに、肝臓にとってもっとヤバイのが「ストロング系缶チューハイ」です。近年、安いし甘いし、グイグイ飲めて手っ取り早く酔えると人気のようですが、この度数のアルコールを「気軽にグイグイ」と飲んだりしたら、肝臓が大ダメージを被るのは避けられません。9％の缶チューハイ500㎖の純アルコール量は36ｇあるのですが、これはアルコール度数43％のウイスキーロック（30㎖）の3・5杯分に相当します。毎日何本も飲んだりしたら、もうアルコール性肝障害まっしぐらではないでしょうか。

しかも、ストロング系缶チューハイには、果汁やフルーツフレーバー、果糖ブドウ糖液糖などを添加して飲みやすくしたものも少なくありません。ですから、肝臓にしてみれば、

「アルコール度数」と「糖質量」の両面において「避けておいたほうがいいヤバイ酒」ということになります。

ただ、こうした健康面での懸念に配慮してか、大手飲料メーカー各社では、ストロング系缶チューハイの販売を見直す動きが広まってきているようです。

とにかく、**アルコールは「単に酔えればいい」というものではなく、日々の生活の潤滑油として長く健やかに楽しむべきもの**です。その「原点」から外れることなく、肝臓の健康に影響しない範囲の中で飲むようにすべきなのではないでしょうか。

新しい常識8

シジミ、ウコン、レバー、牡蠣が肝臓によくない理由

みなさんの中には「肝臓にはシジミとレバー、それに牡蠣もいいんだ」と固く信じてきた方も多いのではないでしょうか。また、肝臓のためにウコンの健康食品やサプリメントを飲んでいる方も多いかもしれません。

しかし、残念ながら、私からはこれらはおすすめできません。

なぜなら、これらを頻繁に摂っていると、弱った肝臓をさらに弱らせてしまう可能性が

あるからです。

もちろん、肝臓に対してまったく効果がないというわけではなく、シジミのオルニチンやウコンのクルクミンには、二日酔いの原因となるアセトアルデヒドの分解を促す効果などが期待できます。

ただ、メリットだけでなくデメリットもあるのです。シジミ、レバー、牡蠣、ウコンに共通するのは鉄分が多く含まれている点。肝臓には鉄などのミネラルを貯蔵する働きがあって、こうした食べ物から**鉄分を頻繁に摂っていると、多くの活性酸素が発生して肝臓に炎症を引き起こす原因になる**ことが指摘されているのです。

シジミ、レバー、牡蠣は料理してたまに食べるくらいならまったく問題ありませんが、健康食品で売られているものは成分が濃縮されているので、習慣的に摂取する場合は鉄の過剰摂取にならないよう気をつけたほうがいいでしょう。

鉄の過剰摂取に注意したほうがいいのは、ウコンの健康食品やサプリに関しても同じです。市販されているウコンのサプリの中には、あらかじめ鉄分を取り除いているものもあるようですが、漢方系サプリには効果が強いものが多く、たとえ鉄をカットしてあったにしても**効果の強さが肝臓の負担になってしまう**ことが少なくありません。

実際に、肝臓のためによかれと思って摂ってきた食品やサプリが、逆に肝機能を傷害する原因になっていたというケースもあるのです。ですから、「肝機能回復」を掲げた健康食品やサプリに対しては慎重な姿勢をとるべき。私はやはり、健康食品やサプリに頼るよりも、日々食事に気をつけたり生活改善を心がけたりしていくのが、健康な肝臓を取り戻すいちばんの近道だと思います。

新しい常識 9

納豆は酢をかけて食べるのがおすすめ

ここで、肝臓ケアのためにぜひみなさんに活用していただきたいメニューをご紹介しましょう。

私のイチオシは「**酢納豆**」です。これは、市販の納豆1パックにタレの代わりにお酢をかけたもの。じつは、この酢納豆を毎日1食食べるだけで、肝機能のALTの値が下がり、脂肪肝の改善に成功した患者さんがたくさんいるのです。私自身、この酢納豆の効果の大きさに驚いているくらいです。

納豆にかけるお酢は、米酢でも黒酢でもお好みで構いません。ただ、近年は酢に糖を加えて飲みやすくしたものも多いので、なるべく糖質を含まないお酢を選ぶようにしてください。

もともと、酢に含まれる酢酸とクエン酸には、肝臓で脂肪を代謝するのに必要な酵素を活性化させる働きがあります。実際に、太った人が酢を摂り続けたところ内臓脂肪が減ったという研究報告もあり、**酢はダイエットや脂肪肝解消を推し進めていくうえでたいへんおすすめの食品**なのです。

もちろん健康効果に関しては納豆も負けていません。納豆の大豆たんぱく質の主成分であるβ－コングリシニンには、内臓脂肪や血中の中性脂肪を減らす作用があります。また、納豆の大豆サポニンには、脂肪の燃焼を助けるアディポネクチンという物質の分泌を促す働きがあります。さらにこのアディポネクチンが増えると、強力な抗酸化作用が発揮されて肝臓の炎症が抑えられることにもつながるのです。

なお、市販の納豆パックにはだいたい専用の甘じょっぱいタレがついていますが、先述したように、こうした**タレには〝悪玉糖〟の果糖ブドウ糖液糖が加えられていることが少なくありません**。だから、タレの代わりにお酢を使うことは、果糖ブドウ糖液糖のマイナス作用を取り払って、お酢のプラス作用を生かすということにつながります。

みなさんも、「お酢＋納豆」の組み合わせで、両者の健康効果を最大限に引き出すようにしてみてください。日々習慣にすれば、脂肪肝や肥満、糖尿病などが気になる人にとっては、非常に頼もしい味方になってくれるはずです。

新しい常識⑩

脂肪肝や肥満を防ぐには「箸置き食事法」がおすすめ

先の章の「歯よりスター（ア）ト」の「よ」では、「よく噛んでゆっくり食べる」ことが大切であることを紹介しました。

この「よく噛んでゆっくり食べる」を確実に実践するために、私が以前から提唱しているのが「**箸置き食事法**」です。

まず、「マイ箸置き」を用意してください。そして、**食事の際、ひと口ごとに箸を置き、噛んでいる間は箸を取らない**ようにします。しっかり味わいながら30回くらいゆっくり噛んで、飲み込んだら、一呼吸置いてまた箸を持つようにしてください。じつにシンプルな健康法ではありますが、これを習慣にするだけで、脂肪肝や肥満に対して大きな予防効果が得られるのは確実です。

先にも述べたように、よく噛んでゆっくり食べると、血糖値の急上昇が抑えられ、インスリンの分泌をセーブして脂肪蓄積が進むのを抑えることができます。また、よく噛むことでホルモン分泌が高まって食欲が抑えられ、適量の食事で満腹感を得られるようにもなります。さらに、よく噛むことで唾液分泌が高まって、これが歯周病を防いだり消化・吸収力をアップしたりすることにもつながります。

とにかく、「食べるごとに箸を置く」という動作を身につけるだけで、非常に大きな健康効果が得られると思ってください。

なお、せっかちな人の中には「ひと口ごとに箸を置いていたらイライラしてしょうがないよ」という方もいるかもしれません。そういう方は、**最初、2～3口ごとに箸を置くことからスタートする**といいでしょう。「食べ物を口に運ぶ→箸を置く→30回嚙む」というリズムに慣れてくれば、だんだんイライラしなくなるし、ゆっくりしたリズムで食べるほうが食事をおいしく楽しめることが感覚的に分かってくるはずです。

ぜひみなさんもこの食事法を身につけて、「よく嚙んでゆっくり食べる」ことの健康効果を最大限に引き出していくようにしてください。

新しい常識⑪

「やせの脂肪肝」の人がとるべき対策とは?

脂肪肝に対して「太った人がなる病気」というイメージを持っている方も多いでしょう。

しかし、じつはやせ型の人が脂肪肝になるケースも少なくないのです。「かなりやせているし、別にお酒を飲むわけでもないのに、健康診断の肝機能の数値が悪くて、脂肪肝と診断された」――そういうケースがけっこうあるんですね。

やせているのにどうして肝臓に脂肪がたまってしまうのか。その主たる原因は「**筋肉量が少ないせい**」と考えられています。

そもそも筋肉は体内の余った糖質を、いざというときのためのエネルギーとしてストックする役割を果たしています。ブドウ糖をグリコーゲンに変えて貯蔵しているわけで、言わば、糖質を預かる倉庫のようなもの。そのため、やせ型で筋肉量が少ないということは、糖質をストックできる量も少ないということになるわけです。でも、そういう状況下で大量の糖質が入ってきたらどうなるでしょう。

当然、倉庫に入りきらない糖質があふれて、余分な糖質が中性脂肪に変換されていくことになりますよね。つまり、そういう行き場のない脂肪が肝臓に集中して、脂肪肝を形成していくようになるのです。

やせの脂肪肝の人には、間食でしょっちゅう甘いものをつまんでいたり、しょっちゅう甘い飲み物を飲んでいたりするタイプが少なくありません。要するに糖質エネルギーをストックできる量が少ないのにもかかわらず、間食などで日々かなりの量の糖質を入れてしまっているのがいけないわけです。

なお、こうしたタイプが脂肪肝を解消させていくには、**減量するよりも筋肉をつけることを優先**していかなくてはなりません。なぜなら、いきなりごはんの量を減らしたり全体の食事量を減らしたりすると、さらに筋肉量が減ってかえって状況が悪化する可能性があるからです。だから、ダイエットよりも、まずはトレーニング。該当する方は、まず筋トレやウォーキングをがんばって「筋肉という倉庫の量」をしっかり増やしたうえで、肝臓の脂肪を追い出すようにしていきましょう。

新しい常識⑫

高齢者がいちばん気にするべき血液検査の値は「アルブミン」

歳をとると誰しも日々を営む元気や活力にかげりが見えてくるものです。ただ、「いまの自分がどれくらい元気なのか、どれくらい弱ってきたのか」は、自分自身ではなかなか気づかないものですよね。

でも、じつは健康診断の血液検査のデータを見れば、こうした自分の状態を客観的につかむことができるのです。

その指標となるのが「**アルブミン値**」です。

先にも少し触れましたが、アルブミンは肝臓でつくられているたんぱく質のひとつ。血液中においてさまざまな物質と結合して、栄養素を体の目的部位へ運搬するのが主な役目です。簡単に言うと、**アルブミンによって栄養がちゃんと運ばれていれば配達先の臓器が活気づき、アルブミンによって栄養がスムーズに運ばれなくなると配達先の臓器に元気がなくなってくる**ことになります。だから、血液中にアルブミンが多い人は各臓器がしっかり働いて元気もりもりになりますし、逆に、血液中にアルブミンが少ない人は各臓器の働きが落ちて全体に弱っていってしまうようになる。そのため、血液中のアルブミン値が、その人の元気度の格好のバロメータになるわけです。

たとえば、アルブミンは栄養失調を見分ける際の重要な指標になります。近年、高齢者を中心に食事量が落ちて低栄養になるケースが増えているのですが、そういう方は医療機関で血液検査をしてアルブミン値が低いと「新型栄養失調」と診断されることになるのです。血液中のアルブミンが少ないことが栄養が全然足りていないということの証明になるわけですね。

また、アルブミンは筋肉量にも深く関係していて、アルブミンが十分に足りていると筋肉量が増えて代謝もアップするようになります。一方、アルブミンが少ないのは筋肉量が減っていることの証でもあり、あまりに低いとサルコペニアやフレイルなど身体機能の衰弱が危惧されることになります。

さらに、アルブミンは「骨が丈夫か　もろくなっているか」「肌つやがいいか悪いか」「髪が元気か弱々しいか」「免疫力が高いか低いか」など、体のさまざまな部位のコンディションにも影響してきます。まさに、「元気指数」「老化指数」のようなものであり、アルブミン値が高いか低いかによって、その人の体の健康コンディションがいまどういう段階にあるのかが分かるのです。

当然ながら、アルブミンが高いか低いかは人の寿命のバロメータにもなります。実際、東京都健康長寿医療センター研究所が行なった研究調査では、「**血液中のアルブミン値が低い人は死亡リスクが高くなる**」ということが明らかになっているのです。これはもちろん、「アルブミン値が高い人ほど長生きできる」と言い換えてもいいでしょう。

では、この「元気指数・アルブミン」を引き上げるにはいったいどうしたらいいのでしょうか。

これには「肉や卵などの動物性たんぱく質を食べること」が大切。たんぱく質全般のなかでもとりわけ肉をしっかり食べることをおすすめします。高齢で肉をあまり食べられな

元気指数・アルブミンを上げる

アルブミン値と体の状態の関係

アルブミンの値(g/dl)	体の状態
～3.6	体の機能が衰弱する
～4.1	新型栄養失調
～4.4	筋肉が増え始める
～4.6	肌がつやつやになる
～4.7	髪が元気になる
～4.8	爪がきれいになる
～5.0	表情が生き生きする
5.0以上	理想

シニア世代は4.4以上を目指したい

栗原毅による

アルブミン値が低い人は死亡リスクが高い

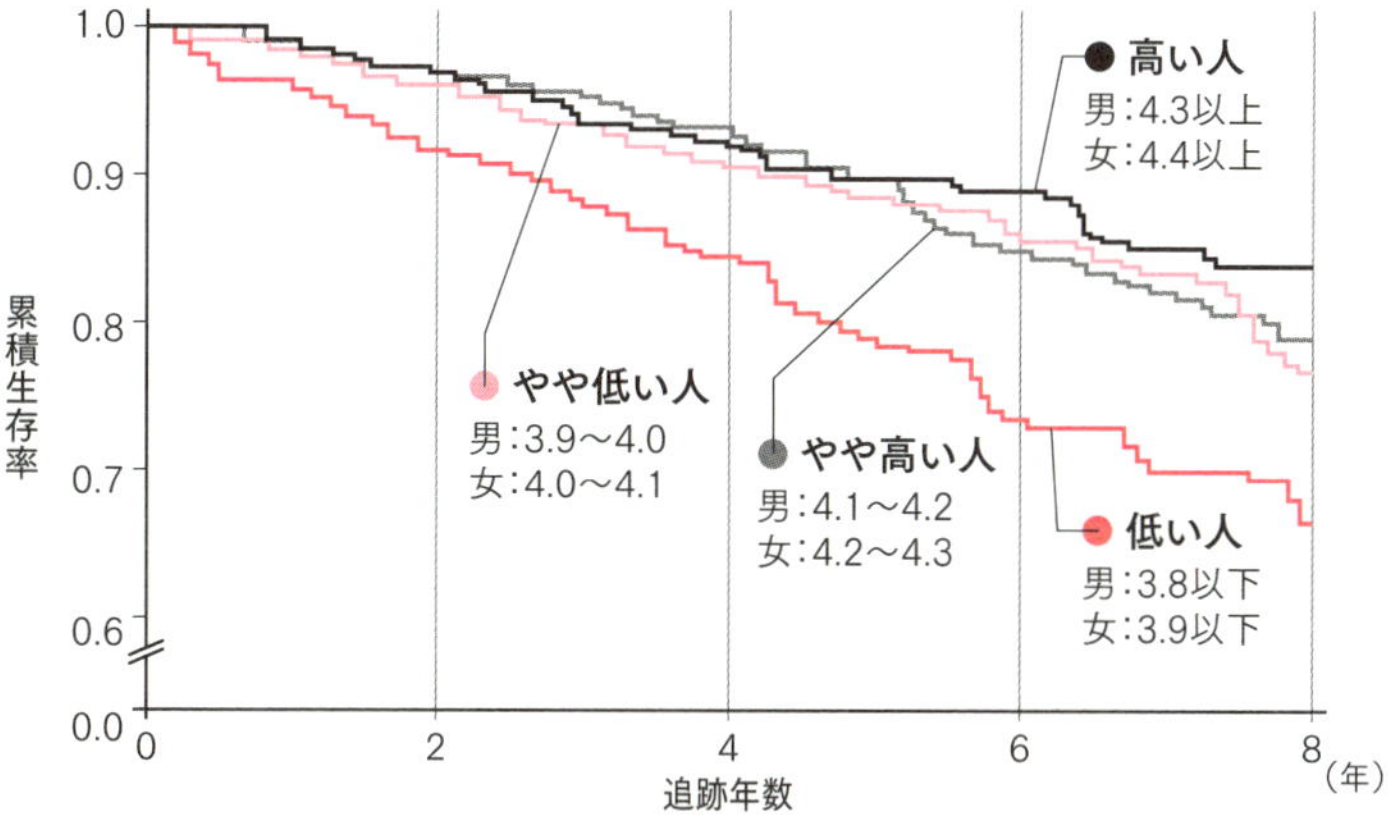

小金井市および南外村の在宅高齢者1048人を8年間追跡
出典:東京都健康長寿医療センター研究所「社会参加と地域保健研究チーム」谷口優

いという方は、卵でもOKです。日々動物性たんぱく質をしっかり摂っていると、肝臓内でたくさんのアルブミンが生成され、それらが血液中へ送られるようになるのです。肉に加えて1日2〜3個の卵を食べていれば、アルブミン値は自然に上昇し、それとともに「元気指数」が上がっていくようになるはずです。

なお、「卵をたくさん食べるとコレステロール値が心配」という人もいますが、これはもう医学的に否定されています。**卵がコレステロール値を必要以上に上げることはありません**し、そもそも最近の研究ではコレステロール値は高めのほうが長生きにつながることが明らかになっています。

ちなみに、私のクリニックに、足腰が弱って息子さんの介助なしでは歩けない状態で来院された80代の患者さんがいらっしゃいました。「もう先生の診察を受けるのも最後です」とあきらめたように話されていたのですが、アルブミン値を測ってみると、たしかに3・3とかなりの低値です。そこで私はその方に「**アルブミン値を上げるために、1日に5個のゆで卵を食べてください**」とアドバイスしました。

すると、どうでしょう。1か月後、その患者さんはひとりで歩いて来院され、顔つやも前よりよく、別人のように明るく話されるようになったのです。血液検査をするとアルブミン値も4・1にまで見事に回復していました（2か月後にはなんと4・7にまで上昇しました）。その方によれば、「1日5個、まじめに卵を食べ始めたところ、徐々に体が動くようになって、元気や活力が戻ってくるのが分かった」とのことです。

ですから、みなさんも肉や卵をしっかり食べてアルブミン値を引き上げるようにしてください。シニア世代が最低限の目標にしていただきたいアルブミン値は4・4。できれば、4・5を目標にしてがんばってほしいところです。

とにかく、アルブミン値を高く保つことは、高齢になればなるほど生きていくうえで重要な意味を持つようになるのです。それと、肝臓が元気であればアルブミンをつくる力も落ちないわけですから、そのためにも日々肝臓ケアを心がけて、肝臓のパワーを落とさないようにしていきましょう。

新しい常識⑬

「超加工食品」の添加物に気をつける

みなさんは「**超加工食品**」をご存じでしょうか。

これは工業的な製造法を用いて加工してつくられた食品のことを指し、多くの場合、添加糖、硬化油、乳化剤、香味料、着色料、保存料といったさまざまな食品添加物が加えられています。具体的な食品を挙げれば、スナック菓子、カップ麺、菓子パン、ソーセージ、ミートボール、ケーキ、クッキー……数え出したら切りがないのですが、わたしたちが身近に食べている非常に多くの食品が該当します。

こうした超加工食品に加えられた添加物には、肝臓の解毒処理の対象となるものもあり、日々頻繁に摂っていると肝臓の負担になる可能性があります。また、超加工食品には〝悪玉糖〟の果糖ブドウ糖液糖が加えられている場合が多く、日常的に食べていると脂肪肝や糖尿病が進んでしまう恐れもあります。とにかく、この先肝臓を健康に維持していくならば、「**あまり摂るべきではない食品**」です。

しかし、こうした超加工食品をすべてNGにしてしまったら、普段食べるものがなくなってしまうかもしれません。ですから私は、超加工食品に関しては「ゼロにしようと無理にがんばらなくてもいい」「自分なりのルールを持って、なるべく少なくする」というスタンスで接していくことをおすすめしています。

たとえば、「**少なくともカップ麺と菓子パンくらいは卒業する**」とか、「**とんでもなく日持ちがするものは（保存料をたくさん使っている可能性があるので）買わない**」とか、「スナック菓子は小袋のものを買うようにする」とか、人それぞれ自分に合った基準を設定して、口に入る量を減らしていくといいのではないでしょうか。

私の場合は、スーパーやコンビニで食品を買う際に、必ず表示ラベルをチェックするようにしています。そのうえで、「これは果糖ブドウ糖液糖が入っているな」「○○料、○○剤という添加物の表記が多いな」と思ったら、その食品を買い物かごに入れないよう習慣づけているのです。

おそらく、そういうちょっとした習慣づけをしていれば、それだけでも口に入る添加物や果糖ブドウ糖液糖の量をだいぶ減らせるはずです。ぜひみなさんも自分なりの工夫をしながら超加工食品に接していくようにしてください。

新しい常識14 「ダイエットのしすぎ」で脂肪肝になることもある

本書ではここまで、糖質の過剰摂取が脂肪肝の元凶であり、その対策として日々糖質の摂取を控えめにすることを説いてきました。

しかし、何事も「やりすぎ」はよくないもので、糖質を厳しく制限するような極端なダイエットをすると、逆に脂肪肝を進行させてしまうことが分かっているのです。

この状態は「低栄養性脂肪肝」あるいは「ダイエット脂肪肝」とも呼ばれています。

どうしてこういうことが起こるのか、かいつまんで説明しましょう。

そもそも、**体内の中性脂肪は、食べられなくなったときのための非常用エネルギー**としてストックされています。

ところが、ほとんど糖質を摂らないような過度な食事制限を行なっていると、体に必要な栄養素が不足し、肝臓に蓄えられている中性脂肪も極端に減ってしまうことになります。すなわち、いざというときのためにとっておいたエネルギーの備蓄まで枯渇してしまうようになるのです。

すると、非常用エネルギーが不足気味になっていることを体が「飢餓状態」だと勘違いして、**エネルギーをためて備蓄を増やそうというモードへとシフト**します。そして、体中の中性脂肪を肝臓に送るように働きかけるようになるのです。その結果、肝臓に脂肪が集中して、脂肪肝が形成されてしまうというわけです。

また、最近の研究では、過度な食事制限によってたんぱく質が不足すると、ホルモンバランスが崩れて栄養素を代謝する働きが低下し、かえって脂肪をため込みやすい体になることも分かってきました。

ですから、「ダイエットのしすぎ」「極端な食事制限」は禁物なのです。

糖質が脂肪肝や糖尿病をはじめさまざまな病気の原因になるとはいえ、糖質摂取をゼロにしたり極端に制限したりしてはいけません。糖質は体と脳を動かす大切なエネルギー源です。その**エネルギー源をむやみに減らすのはかえって健康に大きな害を招く**と思っておくほうがいいでしょう。

みなさんも、糖質を減らすのは「ちょい控えめにする」程度にとどめておくようにしてください。何事も極端にやりすぎるのはいけません。多すぎもせず、少なすぎもせず、日々バランスよく適量をキープしていくのが、健康のいちばんの秘訣なのです。

新しい常識⑮

肝臓復活には自律神経を整える心がけも大切

脂肪肝や肥満を抱える人には、日常生活でさまざまなストレスを抱えているケースが少なくありません。脂肪をためやすく太りやすいのには、ストレスによる自律神経バランスの乱れが影響していると考えられています。

よく知られるように、自律神経には交感神経と副交感神経とがあります。交感神経が優位になるのは仕事で緊張しているときや他人と何かを争っているときです。そういうとき、交感神経は体のアクセルをグイッと踏み込んで心身を「**戦闘モード**」にシフトします。一方、副交感神経が優位になるのは家族とくつろいでいるときや寝ているときです。そういうとき、副交感神経は体にブレーキをかけて心身を「**リラックスモード**」にシフトするのです。

ただ、このふたつの自律神経バランスはとかく乱れがちです。たとえば、日中、仕事のトラブルで部下を怒鳴ってしまったときなどは、帰宅後も神経がピリピリしてなかなか眠れないものですよね。これは、交感神経の興奮が収まらず、自律神経バランスが崩れている証拠。こういうふうに**交感神経が過剰に優位になっていると、血管が収縮して血行が悪くなったり、腸の動きが鈍って消化が悪くなったり、体が冷えて代謝が落ちたりする**ようになるのです。そして、こうした状態が続くと、次第に脂肪がたまりやすくやせにくい体になっていってしまうわけです。

実際、脂肪肝や肥満の人には、交感神経ばかりが優位になっていて、副交感神経が働きにくくなっている傾向が目立ちます。

乱れた自律神経を整えるには、とにかくストレスを過剰にため込まないようにすることがいちばんです。また、心身をリラックスさせて副交感神経を刺激するように心がけることも大切。趣味でも入浴でも瞑想でも、何かひとつでいいから「これをしているときは心身が落ち着く」というリラクゼーション法を持つことをおすすめします。

それと、自律神経バランスは日々規則正しいリズムで生活することで整ってくるもの。仕事のオンとオフを明確に区別したり、早寝早起きをして睡眠時間をちゃんと確保したり、1日3食決まった時間に食事をしたり……脂肪肝や肥満を防ぐには、そういった「当たり前の生活」をリズム感を持って送ることが重要であることもしっかり頭に入れておきましょう。

【著者紹介】

栗原　毅（くりはら　たけし）

栗原クリニック東京・日本橋院長。医学博士。

北里大学医学部卒業。東京女子医科大学教授、慶應義塾大学大学院特任教授を歴任。

2008年、メタボリックシンドロームや糖尿病などの生活習慣病の予防と治療を目的とした栗原クリニック東京・日本橋を開院。「血液サラサラ」の提唱者の1人でもある。

著書・監修書に、『決定版！内臓脂肪を落とす名医のワザ』『ズボラでも中性脂肪・コレステロールは下げられる！』（ともにTJ MOOK、宝島社）、『1週間で勝手に痩せていく体になるすごい方法』（日本文芸社）など多数。

肝臓大復活
100歳まで食・酒を楽しむ「強肝臓」の作り方

2025年3月4日発行

著　者——栗原　毅
発行者——山田徹也
発行所——東洋経済新報社
〒103-8345　東京都中央区日本橋本石町 1-2-1
電話＝東洋経済コールセンター　03(6386)1040
https://toyokeizai.net/

装　丁…………井上新八
イラスト…………かたおか朋子
D T P…………美創
編集協力………栗原丈徳（栗原ヘルスケア研究所所長・歯科医師）
高橋　明
印刷・製本……丸井工文社
編集担当………寺西鷹司

Printed in Japan　ISBN 978-4-492-04788-0